上級医の循環器治療手技

カテーテル
アブレーション

編集
門田一繁 倉敷中央病院 副院長／循環器内科 主任部長
田坂浩嗣 倉敷中央病院 循環器内科 部長

日本医事新報社

謹 告

本書に記載されている事項に関しては，発行時点における最新の情報に基づき，正確を期するよう，著者・出版社は最善の努力を払っております。しかし，医学・医療は日進月歩であり，記載された内容が正確かつ完全であると保証するものではありません。したがって，実際，診断・治療等を行うにあたっては，読者ご自身で細心の注意を払われるようお願いいたします。

本書に記載されている事項が，その後の医学・医療の進歩により本書発行後に変更された場合，その診断法・治療法・医薬品・検査法・疾患への適応等による不測の事故に対して，著者ならびに出版社は，その責を負いかねますのでご了承下さい。

序文

　循環器診療における低侵襲の治療として，PCI，カテーテルアブレーション，さらにはTAVIやMitraClipなど，様々なカテーテル治療が発展し，主流を占めるようになってきている。カテーテル治療では特に術者の教育やトレーニングが重要であり，各施設でこれまでの経験を活かした取り組みが行われている。現在，デバイスの進歩は目覚ましく，また，新たな手技の工夫もされ，より高いレベルをめざすには施設の枠を超えた形での教育，トレーニングの方法が必要となっている。そのために，ライブデモンストレーションやビデオライブなどに参加することも考えられるが，限界もある。

　さて今回，多くの方のご協力で，『上級医の循環器治療手技 カテーテルアブレーション』を上梓させて頂いた。エキスパートの先生方に，実臨床で遭遇する様々な症例における手技の実際とポイントを解説頂き，また多くの症例に動画をつけることで，ビデオライブのような側面も持たせた。それぞれの手技には各先生のこれまでの経験に基づいた理論があり，それをもとにした治療の工夫を学ぶことのできる教育ツールになっている。

　本書の循環器治療手技はカテーテルアブレーションであり，編集に当たっては当院の田坂浩嗣医師に協力をお願いした。編者として原稿を読ませていただく中で，各先生のカテーテルアブレーションに対する深い思いと論理性を随所に感じ取らせて頂いた。本書を活用し，理論と実践を深め，カテーテルアブレーションの上級医をめざして頂ければ幸甚である。

2019年7月

倉敷中央病院 副院長／循環器内科 主任部長　**門田一繁**

編者・執筆者一覧

編者 執筆項目

門田一繁	倉敷中央病院 副院長/循環器内科 主任部長	
田坂浩嗣	倉敷中央病院循環器内科 部長	2-10

執筆者(執筆順)

宮﨑晋介	福井大学医学部 不整脈・心不全先端医療講座 特命講師	1-1, 1-7
青柳秀史	聖路加国際病院心血管センター 医長	1-2, 1-9
沖重 薫	横浜市立みなと赤十字病院心臓内科 部長/心臓病センター センター長	1-2, 1-9
稲村幸洋	さいたま赤十字病院循環器内科 副部長	1-3
新田順一	榊原記念病院 副院長/循環器内科 主任部長	1-3
山根禎一	東京慈恵会医科大学循環器内科 教授	1-4
遠山英子	福岡山王病院ハートリズムセンター 副部長/国際医療福祉大学大学院 准教授	1-5
熊谷浩一郎	福岡山王病院ハートリズムセンター センター長/国際医療福祉大学大学院 教授	1-5
吉賀康裕	山口大学大学院医学系研究科器官病態内科学 助教	1-6
山地博介	岡山ハートクリニックハートリズムセンター センター長	1-8
井上耕一	桜橋渡辺病院心臓血管センター循環器内科 部長	1-10
土谷 健	EP Expert Doctors-Team Tsuchiya 代表	2-1
芦原貴司	滋賀医科大学情報総合センター医療情報部 教授	2-2
松尾征一郎	東京慈恵会医科大学葛飾医療センター循環器内科 講師	2-3
木村正臣	弘前大学大学院医学研究科不整脈先進治療学講座 准教授	2-4
小堀敦志	神戸市立医療センター中央市民病院循環器内科 医長	2-5
東北翔太	小倉記念病院循環器内科 医員	2-6
廣島謙一	小倉記念病院循環器内科 部長	2-6
中野由紀子	広島大学循環器内科 准教授	2-7
田中泰章	横須賀共済病院循環器センター内科 副部長	2-8
高橋 淳	横須賀共済病院 副院長	2-8
慶田毅彦	江戸川病院循環器内科 部長	2-9
佐竹修太郎	葉山ハートセンター不整脈センター 副院長	3-1
上野秀樹	葉山ハートセンター不整脈センター 名誉院長	3-1
曽原 寛	大崎病院東京ハートセンター不整脈センター センター長	3-2
樋口 諭	東京女子医科大学循環器内科 助教	4-1
庄田守男	東京女子医科大学先進電気的心臓制御研究部門 教授	4-1
奥村 謙	済生会熊本病院循環器内科 最高技術顧問	4-2
岡松秀治	済生会熊本病院循環器内科 医員	4-2
里見和浩	東京医科大学病院不整脈センター センター長	4-3
宮内靖史	日本医科大学千葉北総病院循環器内科 部長	4-4

目次

1章 クライオバルーンアブレーション

1. 肺静脈隔離は単回3分間冷却で十分か？
—どのような症例に追加冷却をすべきか？ … 2

2. 下肺静脈にて近位部までachieve guide wireを引いてもPV電位が確認できないときの冷却テクニックは？
—PV電位指標or最低温度指標 … 6

3. 良好な肺静脈閉塞造影を確認できても冷却中の温度低下が十分でないときもしくはPV電位が消失しないときの対処法 … 11

4. クライオバルーンによる肺静脈隔離後にATPによるdormant conductionが出現した場合，再度クライオバルーンアブレーションを行うか，高周波タッチアップを行うか？ … 18

5. 腎機能不良例またはアレルギー例において造影剤を使用せずにクライオバルーンアブレーションを行った症例 … 22

6. PV anomalyを認める症例に対するバルーンテクニック（左共通幹，右中肺静脈症例） … 29

7. 左下肺静脈冷却時に最低食道温度が何℃を下回った場合，冷却を中止すべきか
—食道合併症の予防 … 37

8. EnSite NavX™を用いたCMAPモニタリングの有用性
—呼吸変動と右横隔神経麻痺の見きわめ … 41

9. 空気塞栓による心電図ST上昇や血圧低下が起きた場合にどうするか？
—その対応と予防法について … 46

10. 左上肺静脈冷却後の迷走神経反射による高度徐脈に注意する … 53

2章 高周波アブレーション

1. 持続性心房細動においてlow voltage zoneの焼灼が有効であるのはどのような症例か … 60

2. 非発作性心房細動においてrotorアブレーションが有効と思われるのはどのような症例か … 67

3	心内膜側からの通電にて僧帽弁峡部のブロック作成に難渋する場合の対処法は？	78
4	コンタクトフォースガイド下拡大肺静脈隔離において，ライン上で隔離を達成するのが困難な場合の対処法は？	85
5	肺静脈隔離後のATPによるdormant conduction確認を行う至適なタイミングは？	92
6	肺静脈隔離後にイソプロテレノール負荷にて出現するnon-PV fociをどこまで追いかけるか？	100
7	3DCT imageを参照にした左肺静脈-左心耳間anterior-ridge焼灼のコツ	112
8	肺静脈再伝導を認めない再発性心房細動に対する治療戦略	120
9	心房細動アブレーション治療としてのMarshall静脈への化学的アブレーションの位置づけは？	128
10	流出路起源心室性期外収縮に対する多面的アプローチ	136

3章　ホットバルーン

1	高周波ホットバルーンを用いて拡大肺静脈隔離を行うには	142
2	高周波ホットバルーンアブレーションにて慢性期肺静脈狭窄を避けるための工夫は？	154

4章　その他

1	アブレーション中の鎮静は意識下鎮静，または深鎮静いずれを選択すべきか？鎮痛薬は併用すべきか？	164
2	アブレーション周術期における至適な抗凝固療法は？	172
3	アブレーション施行後フォロー中に無症候性心房細動を見つけた場合にどうするか？	183
4	非通常型心房粗動や術後心房頻拍における多極マッピングのコツと手技のエンドポイントは？ ―multiple ATの場合	188

索　引　　197

1章 クライオバルーンアブレーション

1-1 肺静脈隔離は単回3分間冷却で十分か？
―どのような症例に追加冷却をすべきか？

▶▶はじめに

クライオバルーンは初めに第一世代バルーンが開発されヨーロッパに導入された。第一世代バルーンはバルーン内部の4箇所のポートから冷却されるため，その冷却は均質ではなく冷却速度も遅かった。そのため，1回の適切な冷却時間は通常4～5分とされ，肺静脈隔離後にもボーナスで冷却を行うことが標準であった。続いて2012年に第二世代バルーンが開発され，ポートの数が8箇所に増えたためより均質で速い冷却が可能となり，短い冷却時間での治療が可能となった。日本におけるクライオバルーンの治療適応は発作性心房細動であり，導入されたのは第二世代のみであるため，本項では第二世代バルーンについて述べる。適切な冷却時間に関してはいまだ議論のあるところだが，筆者は3分単回冷却を基本として，いくつかの因子を考慮しながら症例ごとに微調整するのがよいと考えている。

▶▶病理組織学的所見から

動物実験の結果になるが，イヌを用いた実験にてAndradeらが2分単回と4分単回でできる急性期・慢性期病変を比較したところ，病変サイズに差がなかったと報告した[1]。また，Takamiらは3分単回と4分単回でできる急性期・慢性期病変を比較したところ，やはり差がなかったと報告した[2]。イヌの心臓とヒトの心臓では大きさや厚さも異なるため，結果をそのままヒトの心臓に当てはめることはできないが，4分ではなく2～3分の冷却で十分に病変ができる可能性を示唆した研究結果である。

▶▶肺静脈隔離の慢性期持続性（durability）の観点から

発作性心房細動において成功率を規定する最大の因子は肺静脈隔離のdurabilityであり，言い換えると最大の再発要因は肺静脈再伝導である[3]。

では，クライオアブレーション後の肺静脈隔離のdurabilityはどうであろうか。クライオアブレーション後の再セッション時の肺静脈のdurabilityのデータをみると，4分冷却を基本とした戦略では肺静脈ベースで69％[4]，3分冷却を基本とした戦略では78％と報告されている[5]。隔離後にボーナス冷却をしたかどうか，閉塞の度合いなどによりデータは影響を受けるが，筆者らの検討では3分単回冷却・ボーナス冷却なしで約75％であり[6]，durabilityという観点では冷却時間を3分から4分に延ばすことはメリットがないことがわかる。一方で，初期の成績であるが，Reddyらは21名に4分冷却＋隔離後のボーナス冷却（したがって計8分以上）を行い，3カ月後に全例再セッションを行ったところ，durabilityは91％と報告している[7]。ただし，この研究では3例に重篤な合併症が起きており，冷却時間を延ばすと合併症のリスクも高くなることがわかる。

▶▶単回手技非再発率の観点から

発作性心房細動に対するクライオバルーンアブレーション後の単回手技非再発率の報告をみると，3分単回冷却でも4分＋ボーナス冷却でも1年で80％強であり，ほとんど差がない[8]。

単施設の観察研究になるが，2年間のフォローアップで4分＋ボーナス冷却群と3分単回冷却群の非再発率に差異がないことも報告されている[9]。したがって，術後非再発率という観点から考えても3分単回冷却でよいと考えられる。

▶▶3分より短い冷却時間でもよいのか？

適切な冷却時間は本来，患者因子（心筋の厚さや左房肺静脈伝導の強度など），バルーンの閉塞の度合い（造影所見，バルーン冷却温度曲線など），4肺静脈の解剖学的差異などの因子を勘案して決められるべきである。最近の傾向として，肺静脈隔離までの時間（time to isolation；TTI）をachieve mappingカテーテルでモニターし，それをもとに冷却時間を決めるアプローチがいくつか提唱されており，おおむねTTI＜1分であれば冷却時間はTTI＋2分でもよさそうであるという報告が多い[10]。筆者は現在，合併症のリスクをより低減するため左下肺静脈に関しては2.5分単回冷却を基本としている（1章-7「左下肺静脈冷却時に最低食道温度が何℃を下回った場合，冷却を中止すべきか」(p37) 参照）。

▶▶冷却時間に対する考え方

　適切な冷却時間を考える上で最も重要な因子は安全性と非再発率のバランスである。肺静脈・左房形態は患者間で大きな差異がある。通常はバルーンで肺静脈を閉塞した状態で冷却を行うが，当然バルーンと組織のコンタクトフォースや接触面積は360°均一ではなく，より強いコンタクトで広く接している方向はよく病変が形成され，コンタクトが弱い部位や接触面積が小さい方向は小さい病変となる。冷却時間を延ばせば一般に病変は大きくなるが，弱いコンタクトの部位の冷却時間を延長してもdurableな病変をつくることは困難であり，むしろコンタクトの強い部位の病変が大きくなりすぎて合併症につながる可能性が高い。クライオバルーンの手技は，血管に同軸方向でバルーンが均等なコンタクトで当たり，ほどよい閉塞で短時間行うのが理想である。不十分な冷却と判断した場合には冷却時間の延長より，achieveで選択する枝を変えることでコンタクトを変えて再冷却するほうが理にかなっていると考える。

　追加冷却が必要かどうかはその前の冷却の質にかかっている。クライオアブレーション後にも組織浮腫はきたすため，質の高い1回の冷却でおしまいにするのがクライオアブレーションの基本である。隔離を確認したあとに追加冷却を考慮するのは，きわめて限られた局面だけである。造影剤で明らかに完全閉塞は得られなかったが隔離された場合，場所を変えて分割冷却で隔離すると再伝導率が高いと考えられるが，そもそも手技的に完全閉塞が難しかった結果であり追加冷却の意義は乏しいだろう。強く閉塞できるがproximal seal techniqueであえて手前を冷却した結果，温度低下が悪い場合（たとえば1分以内に－40℃に到達しない）は，1回目より少し強く閉塞して2分ほど追加冷却を検討してよいかもしれない。ただし，左下肺静脈に関しては合併症のリスクを勘案して追加冷却はしないほうがよい。また，右下肺静脈に関してはその再伝導が再発に結びつく可能性は非常に低いので，深追いは必要ないと考える。基本的な戦略は3分単回をベースとしてTTI，患者の年齢や体格，その肺静脈の不整脈源性の有無，バルーンの冷却温度曲線や最低温度などの因子を勘案して微調整するというのが最もバランスがよいと筆者は考えている。

文　献

1) Andrade JG, et al:Pulmonary vein isolation using a second-generation cryoballoon catheter:a randomized comparison of ablation duration and method of deflation. J Cardiovasc Electrophysiol. 2013;24(6):692-8.

2) Takami M, et al:Impact of freezing time and balloon size on the thermodynamics and isolation efficacy during pulmonary vein isolation using the second generation cryoballoon. Circ Arrhythm Electrophysiol. 2015;8(4):836-45.
3) Kuck KH, et al:Gap-AF-AFNET 1 Investigators. Impact of Complete Versus Incomplete Circumferential Lines Around the Pulmonary Veins During Catheter Ablation of Paroxysmal Atrial Fibrillation:Results From the Gap-Atrial Fibrillation-German Atrial Fibrillation Competence Network 1 Trial. Circ Arrhythm Electrophysiol. 2016;9(1):e003337.
4) Heeger CH, et al:Once Isolated, Always Isolated？ Incidence and Characteristics of Pulmonary Vein Reconduction After Second-Generation Cryoballoon-Based Pulmonary Vein Isolation. Circ Arrhythm Electrophysiol. 2015;8(5):1088-94.
5) Ciconte G, et al:On the Quest for the Best Freeze:Predictors of Late Pulmonary Vein Reconnections After Second-Generation Cryoballoon Ablation. Circ Arrhythm Electrophysiol. 2015;8(6):1359-65.
6) Miyazaki S, et al:Clinical recurrence and electrical pulmonary vein reconnections after second-generation cryoballoon ablation. Heart Rhythm. 2016;13(9):1852-7.
7) Reddy VY, et al:Durability of Pulmonary Vein Isolation with Cryoballoon Ablation:Results from the Sustained PV Isolation with Arctic Front Advance(SUPIR)Study. J Cardiovasc Electrophysiol. 2015;26(5):493-500.
8) Ciconte G, et al:Single 3-minute freeze for second-generation cryoballoon ablation:one-year follow-up after pulmonary vein isolation. Heart Rhythm. 2015;12(4):673-80.
9) Ciconte G, et al:Single 3-Minute versus Double 4-Minute Freeze Strategy for Second-Generation Cryoballoon Ablation:A Single-Center Experience. J Cardiovasc Electrophysiol. 2016;27(7):796-803.
10) Chun KR, et al:Individualized cryoballoon energy pulmonary vein isolation guided by real-time pulmonary vein recordings, the randomized ICE-T trial. Heart Rhythm. 2017;14(4):495-500.

（宮﨑晋介）

1-2 下肺静脈にて近位部までachieve guide wire を引いてもPV電位が確認できないときの冷却テクニックは？
— PV電位指標or最低温度指標

▶▶ PV電位の確認

　心房細動アブレーションにおいて，クライオアブレーションは有効であり，肺静脈隔離（PVI）までの時間が高周波アブレーションよりも有意に短時間で達成可能である。クライオアブレーション用のクライオバルーン（Arctic Front Advance™）を用い，電位はそのバルーンの中心部内腔から挿入されたachieve mappingカテーテルで確認することとなる。多くの肺静脈（PV）においてPVIの電位変化を同時進行で見ることができる。しかし，様々な左房形状，PVやその分枝の形態，スリーブの長さの違いによりachieve mappingカテーテルではPV電位をとらえることが時に困難である。本項では，PV電位がとらえられない場合の冷却テクニックに関して，特にinferior PVを例に説明する。

症例 74歳，女性。他院で鼠径ヘルニア術前心電図検査で心房細動を指摘された。記録上の最終洞調律確認は4年前。心房細動の持続期間は不明。薬剤抵抗性持続性心房細動と診断されカテーテルアブレーションとなった。心臓超音波検査では左房径47mm。既往症として気管支喘息。

アブレーションの経過

　心房中隔穿刺後，クライオバルーン（Arctic Front Advance™冷凍アブレーションカテーテル。日本メドトロニック）を左房内へ挿入。肺静脈1本につき，1回4分の冷凍を行った。その後Navxシステム（Abbott／日本光電工業）を用いてvoltage mapを作成（図1A）。右下肺静脈の隔離が不完全であったため，肺静脈口に対するクライオバルーンの当て方を変えて再度冷凍アブレーションを施行。最終的には左房の天蓋部と底部にも冷凍を行い左房後壁隔離まで完成させた（図1B）。

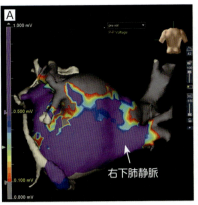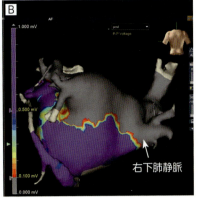

図1 左心房および肺静脈のvoltage map
A：クライオバルーンによる肺静脈隔離術後の左房後面からみたvoltage map。右下肺静脈の電位が残存
B：右下肺静脈に対しクライオバルーンの当て方を変えて再度アブレーションを施行。さらに左房天蓋部と底部にも冷凍凝固を施行し，左房後壁隔離を完成させたあとのvoltage map

▶▶実際の対応

　一般的にsuperior PVよりもinferior PVのほうがPVスリーブは短い。achieve mappingカテーテルをより近位に置いても，PVスリーブの短いPVでは電位記録が不可能である。

　当院では，心房中隔穿刺後，全例において円周状カテーテルで3次元マッピングシステムを利用し，voltage mapを作成している。これにより各PVのスリーブ長や電位を比較的認めやすいPV内の部位がわかる。引き続き，PVIを施行。inferior PVは左右ともに，achieve guide wireを複数の分枝のうち最も下方のPV分枝に挿入するように努める。初めはachieve mappingカテーテルをクライオバルーン挿入固定のアンカーとして使用するため，PV内の極力遠位部に留置する（図2）。この時点でPV電位が認められないことは比較的多く経験する。achieve mappingカテーテルでPV電位を記録する場合は，できるだけ肺静脈入口部側まで引いてくることが望ましい。それでもPV電位が記録できない場合には，バルーンカテーテル中陰内腔から注入された造影剤の漏れがないことでバルーンによるPV口閉塞状況を確認後，冷凍開始。その直後から緩徐にachieve mappingカテーテルをPVの極力近位部位まで引いてくる。

　クライオバルーンの温度が－10~15℃を下回ればPV入口部に固着しており（cryo-adherence），achieve mappingカテーテルをバルーン固定のためのアンカーにする必要はなくなるので，achieveカテーテルのシャフトに常時時計方向回転トルクをかけながら，極力PV近位部位まで引く。この操作で

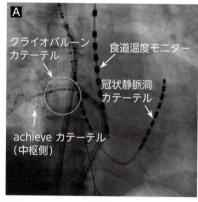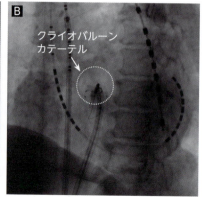

図2 クライオバルーンカテーテルによる右下肺静脈閉塞
A：RAO 30°，B：LAO 60°
achieve mappingカテーテルの電極部位がクライオバルーンカテーテル近くに留置されているが，肺静脈電位は記録できなかった。

PV電位が認められることをよく経験する。しかし，これらの手技でもPV電位が認められない場合，様々な指標をみながらPVIが完成するかを予測する。

PVI予知の報告としては，5分間の冷凍において，クライオバルーン最低到達温度（nadir）が−39℃以下の場合，PVI達成は感度53%・特異度92%である。また，nadirが−51℃以下であれば，PVI達成は特異度100%である[1]。以上から，nadirが−40℃未満になることがPVI成功の目標最低温度指標と言える。

ゆえに，nadirを下げるテクニックが必要となる。確認項目を以下に挙げる（詳細は☞1章-3）。

1. achieve mappingカテーテルがinferior PV分枝の極力下方の分枝に入っているか？
2. クライオバルーンカテーテルシャフトはPV走行方向に対して同軸に当たっているか？（バルーンカテーテルシャフトを押し進める力が最も効率的に発揮されるため）
3. PV口へのクライオバルーンの閉塞が不十分である場合，pull down techniqueが有効か？（一度クライオバルーンをPV入口部に押し当て，造影剤の漏れを確認し，シースの屈曲やバルーンの位置調整を試みる）
4. PV口の形態が楕円であるほどクライオバルーンによる完全閉塞は難しくなるため[2]，過度の操作は慎む
5. クライオバルーンによるPV口閉塞時，わずかな造影剤の漏れであれば冷凍アブレーションを開始する。クライオバルーン周囲の漏出血液が氷結（ice cap formation）することで，結果的に完全閉塞を得られる

ことがある

すべての症例で適応になるわけではないが，本症例では左房径が比較的大きく，右下肺静脈がわずかに上方に伸びていたこともあり，左房内でシースをループ状に最大に屈曲させることで右肺静脈口へとクライオバルーンを挿入した（図3）。これによりachieve mappingカテーテルの留置位置が変わり，PV電位を記録できるようになった。さらに，隔離の際も電位を経時的に確認することができた（図4）。

PV電位記録に過度に執着し，クライオバルーンのPV口閉塞がおろそかになってはならない。クライオバルーンによる閉塞が不十分となる場合は，

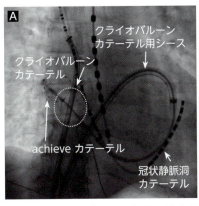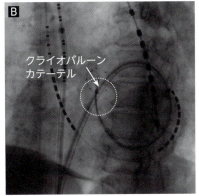

図3 クライオバルーンカテーテルの挿入
A：RAO 30°。左房内でシースとクライオバルーンカテーテルでループを描くようにして右下肺静脈へカテーテルを挿入。achieve mappingカテーテルの留置位置が図2から変わり，肺静脈電位が記録可能となった
B：LAO 60°。左房径が大きいこともあり，左房内でシースをループ状に最大限屈曲させ，一度左下肺静脈の方向に向けたあとに大きく回転させて右肺静脈方向へとクライオバルーンを送達した

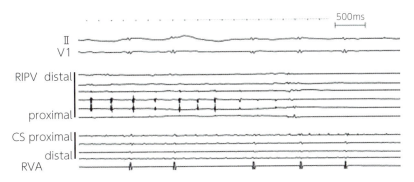

図4 肺静脈電位隔離時の記録
右下肺静脈（RIPV）に図3の方法でachieve mappingカテーテルを挿入すると肺静脈電位が記録され，冷凍アブレーション中に肺静脈電位の消失およびRIPVの電気的隔離が確認された。
RIPV：右下肺静脈，CS：冠状静脈洞，RV：右室心尖部

対処法のまとめ（図5）

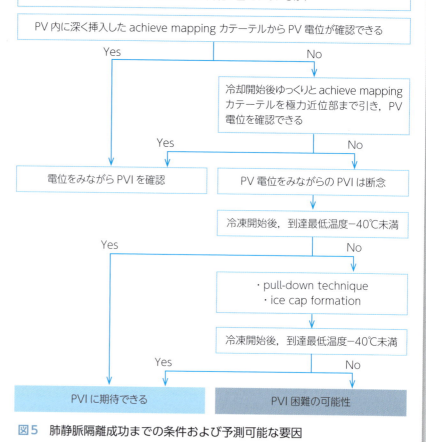

図5 肺静脈隔離成功までの条件および予測可能な要因

achieve mappingカテーテルはPVの奥に留置し，バルーンカテーテルのアンカリングをより良好にすることでクライオバルーンの閉塞を確実に行うようにする。

文献

1) Fürnkranz A, et al：Cryoballoon temperature predicts acute pulmonary vein isolation. Heart Rhythm. 2011；8(6)：821-5.
2) Sorgente A, et al：Pulmonary vein ostium shape and orientation as possible predictors of occlusion in patients with drug-refractory paroxysmal atrial fibrillation undergoing cryoballoon ablation. Europace. 2011；13(2)：205-12.

（青柳秀史，沖重　薫）

1-3 良好な肺静脈閉塞造影を確認できても冷却中の温度低下が十分でないときもしくはPV電位が消失しないときの対処法

▶▶良好な閉塞造影を確認できてもPV電位が消失しないとき

クライオバルーンにおける肺静脈隔離においては，良好な肺静脈閉塞造影を得ることが肺静脈隔離のコツと言える。しかし，ときどき良好な肺静脈閉塞造影を確認できてもPV電位が隔離されない症例が散見される。このような症例について対処法のポイントを解説する。

症例1 左上肺静脈において良好な肺静脈閉塞造影が得られ，隔離に成功するも再発した。

アブレーション手技

左上肺静脈に対しクライオバルーンを押し当て，造影剤は肺静脈内に貯留し，明らかな造影剤の漏れは認めなかった。冷却にて一度肺静脈電位は隔離されたが，復温期に再発を認めた（図1）。

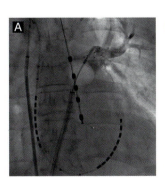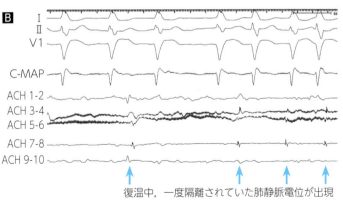

図1 左上肺静脈隔離（復温期に再発）
A：左上肺静脈造影，B：Aのカテーテルの位置における心内電位
ACH：achieveカテーテル電極

次の一手としては，①バルーンをより奥に入れる，②バルーンの当たりを変える，③左下肺静脈を先に隔離する，などが考えられる．

実際の対応

バルーンの当たりを変え再度アブレーションを行ったが，肺静脈電位の隔離は得られなかった．そのため左下肺静脈を先に隔離し，その後左上肺静脈を再度確認したところ左上も隔離されていた（図2）．

左上肺静脈の難治症例に対するポイント

左上肺静脈はcarina（分岐）部が左下と共用であり，バルーンが閉塞されていても図3のようにcarina部の電位が残存することがある．この場合バルーンを奥に入れても，バルーンの当たりを変えてみても隔離が困難となることがある．左下肺静脈の隔離を先に行うとcarina部の電位が隔離され，左上も同時に隔離されることがある[1, 2]．無理に奥に入れるなどして治療を行うと肺静脈狭窄のリスクとなるため，なるべく手前での隔離を心がける．

その他の対応

バルーンが天蓋部において後ろ半分が当たっている場合がある．この場合はバルーンの当たりを変えて，天蓋部に前半分が当たるように調整することで隔離が得られることがある．具体的には，①achieveカテーテルを挿入する枝を変える，②シースの向きを調整する，で対応する．図4はシースを天蓋部に向けることでバルーンの当たりを変え，隔離が得られた症例である．

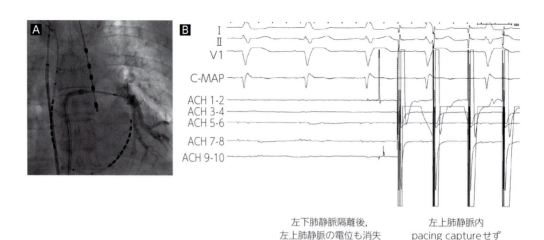

図2 左下肺静脈隔離後，左上肺静脈の隔離を確認
A：左下肺静脈造影，B：Aのカテーテルの位置における心内電位

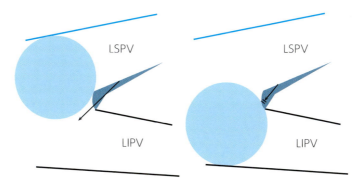

図3 左肺静脈carina部のクライオバルーン閉塞
LSPV：左上肺静脈，LIPV：左下肺静脈

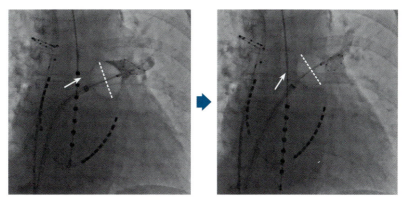

図4 左上肺静脈のバルーンの当たりを変える
シースを上向きにして，バルーンの当たりを変えている。

> **症例2** 左下肺静脈において良好な肺静脈閉塞造影が得られるも，良好な冷却温度が得られない。

アブレーション手技

　　左下肺静脈に対しクライオバルーンを押し当て，造影剤は肺静脈内に貯留し，明らかな造影剤の漏れは認めなかったが，冷却温度が−40℃に至らず，隔離に時間を要した。

　　次の一手としては，①バルーンの当たりを変える，②pull downを試みる，が考えられる。

実際の対応

　　achieveカテーテルをなるべく下の枝に挿入し，シースを高く上げて曲がりを強めることで，肺静脈を上から押え込むようにバルーンで閉塞し直し

た。肺静脈に対しco-axialな閉塞が得られ，十分な冷却温度（－48℃）が得られた。

左下肺静脈の難治症例に対するポイント

左下肺静脈はridge天蓋部の当たりが拍動でずれることがあるため，肺静脈の走行に沿ってco-axialに閉塞させることが望ましい。その場合，図5に示すようになるべく下の枝にachieveを挿入し，シースを上から強く曲げることでバルーンをco-axialに持っていくことができる。シースの形からホッケースティック型と呼ばれる（図5）。後壁に強く当たるため，食道が近い場合は食道温度低下に注意する。

その他の対応

バルーンを初め天蓋部に当てて凝固を開始し，－30℃程度でシースを手前に引くことでバルーンの当たりを下に移動させる。このpull downテクニックにより隔離がうまくいくことがある（図6）。治療に難渋する場合は検討されたい。

> **症例3** 右下肺静脈において良好な肺静脈閉塞造影が得られるも，隔離が得られない。

アブレーション手技

右下肺静脈に対しクライオバルーンを押し当て，造影剤は肺静脈内に貯留し，明らかな造影剤の漏れは認めなかったが，隔離が得られなかった。
次の一手としては，①バルーンの当たりを変える，②pull downを試みる，が考えられる。

実際の対応

冷凍凝固－30℃程度でシースを下に引き，下に押し当てるようにすることで隔離が得られた（動画1）。

右下肺静脈の難治症例に対するポイント

右下肺静脈は最も隔離が難しい肺静脈と思われる。理由として，椎体が近くにあるため左下肺静脈のようにうまくホッケースティック型にできないことが多い点が挙げられる。その場合，一度天蓋部に押し当てるようなバルーンの位置で凝固を開始し，しばらくして下に当て直すことで隔離がうまくい

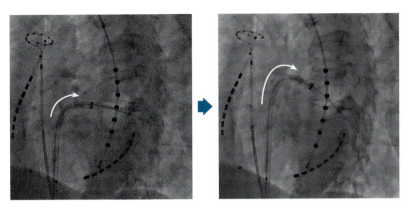

図5 ホッケースティック型
シースを上に上げて，曲がりを強くする。

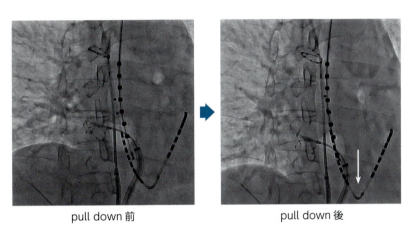

pull down 前　　　　　　　　pull down 後

図6 pull down テクニック
シースを下に引き，バルーンを下に押し当てる。

くことが多い。また，椎体があるため，後壁側（反時計方向）にトルクをかけるとバルーンが椎体に当たり，かえって肺静脈開口部までバルーンが進まないことがある。この場合，少し時計方向にトルクをかけて進めると開口部への当たりが強くなる。

その他の対応

治療に難渋する場合，無理をせず何度かにわけて治療をする必要がある。また，achieveカテーテルを挿入する枝を変えたり，シースの向きをやや反時計方向や時計方向に持っていったりしてバルーンの当たりを変えることで隔離がうまくいくこともある。

> **症例4** 右上肺静脈において良好な肺静脈閉塞造影が得られるも，隔離が得られない。

アブレーション手技

　右上肺静脈の肺静脈閉塞造影が得られ，十分な冷却も得られたが隔離は得られなかった（図7）。右上肺静脈は横隔神経麻痺を起こしやすいため，あまり奥でアブレーションを行わないことが肝要である。隔離が得られない場合は，①右中肺静脈があるかを確認する，②上大静脈のfar-field電位と勘違いしていないかを確認する，が考えられる。

実際の対応

　右中肺静脈にachieveカテーテルを挿入し，電位を確認したところ肺静脈電位を認めた。同部位のアブレーションで右中肺静脈の電位は隔離され，右上肺静脈の電位も隔離が得られていた（図8）。

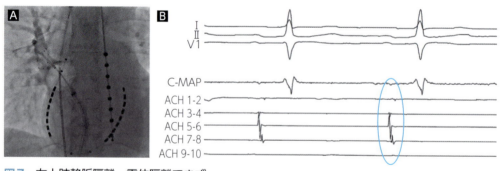

図7　右上肺静脈隔離，電位隔離できず
A：右上肺静脈（－51℃），B：右上肺静脈電位残存

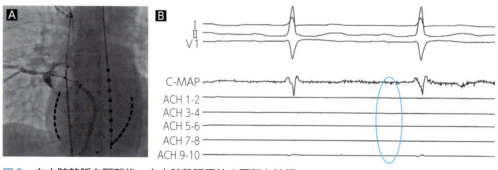

図8　右中肺静脈を隔離後，右上肺静脈電位の隔離を確認
A：右中肺静脈，B：右中肺静脈の電位隔離後，右上肺静脈電位が隔離されている

右上肺静脈の難治症例に対するポイント

右肺静脈は左と同様に，carinaの部位で一部電位が残存することがある。右中肺静脈がある場合，右上や右下とは違った角度でcarinaにバルーンを当てることができるため，隔離に難渋する場合は右中肺静脈へのachieveカテーテル挿入を試みることをお勧めする。

その他の対応

良好な凝固が得られ温度の低下も十分であったが，肺静脈と思われる電位が隔離されない場合，上大静脈のfar-field電位と勘違いしていないかを確認すべきである。上大静脈に電極カテーテルを留置し，上大静脈の電位との位相の差があるかを確認する。

本症例のまとめ
- 肺静脈隔離の隔離に難渋する場合，バルーンを奥に入れたりtouch up ablationを行ったりする前に，バルーンの当たりを変える方法を知っておくことで隔離がうまくいくことがある。

文 献

1) Cabrera JA, et al:Morphological evidence of muscular connection between contiguous pulmonary venous orifices:relevance of the interpulmonary isthmus for catheter ablation in atrial fibrillation. Heart Rhythm. 2009;6(8):1192-8.
2) Valles E, et al:Localization of atrial fibrillation triggers in patients undergoing pulmonary vein isolation:importance of the carina region. J Am Coll Cardiol. 2008;52(17):1413-20.

（稲村幸洋，新田順一）

動画で見る症例3のポイント
（動画は電子版に収載されています）

- 右下肺静脈の閉塞は良好。
- アブレーションにて肺静脈は隔離されず。
- シースを下に引き，バルーンを下に押し当てることで肺静脈は隔離された。

1-4 クライオバルーンによる肺静脈隔離後にATPによるdormant conductionが出現した場合,再度クライオバルーンアブレーションを行うか,高周波タッチアップを行うか？

▶▶ATP急速静注法とは

　　心房細動に対する高周波エネルギーによる肺静脈隔離を施行する際,術後の再発を減らす目的で行う確認方法である。治療の目標は,高周波通電によって左心房と肺静脈の間の伝導を途絶することであるが,一部に不完全焼灼部位(生焼け部位)が残っていると,術後にその心筋細胞が生き返り,伝導再開から心房細動の再発を生じることがしばしばある。その生焼け部位の存在を炙りだすのがATP急速静注法であり,焼灼後にATPを急速に静注することで半殺しになっていた心筋組織が短時間(数秒～10数秒程度)の再伝導を生じさせることが可能である。これをdormant conduction(眠っていた伝導)と呼ぶ(図1)。この再伝導が生じた場合には,その部位に追加の高周波通電を行うことで生焼け組織を残さず,より完璧に近い肺静脈隔離が可能となる。

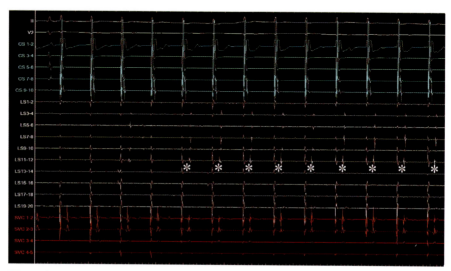

図1　dormant conduction
左上肺静脈のクライオバルーンアブレーション後にATP20mgの急速静注により出現したdormant conduction(*)。

▶▶クライオバルーンアブレーション後のATP法に関する最近の報告

ATP急速静注法は高周波カテーテルアブレーションによる肺静脈隔離術において開発された確認方法であるが，これをクライオバルーンアブレーションによる肺静脈隔離後に流用した場合の所見や有用性が近年相次いで報告されている。Tokudaらは従来の高周波アブレーションと比して，クライオバルーンアブレーション後にはdormant conductionの出現率が有意に低く，またそれを追加焼灼によって消失せしめた場合の洞調律維持率はdormant非出現症例と同等であったことを報告している（図2）[1]。つまり，高周波アブレーションと同様にクライオバルーンアブレーションにおいても，dormant conductionを誘発して消失させることは，手術の成功率の向上につながる。

Kumarらは，クライオバルーンアブレーション後にdormant conductionが出現した場合，追加焼灼によって消失させた症例は，放置した場合と比して有意に術後の洞調律維持率が高いことを報告している[2]。これらの結果は高周波アブレーション後のdormant conductionに関する報告とほぼ同様であり，使用エネルギーが異なっても不完全治療部位を炙りだして追加治療を行うことには意味があることを示唆している。

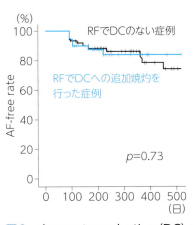
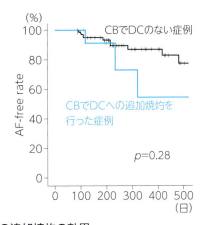

図2　dormant conduction (DC) への追加焼灼の効果

高周波カテーテルアブレーション（RF，左）およびクライオバルーンアブレーション（CB，右）ともに，出現したdormant conductionを高周波追加通電によって消失させた場合，術後の成功率は出現がなかった症例と同等である。

（文献1より引用）

▶▶クライオバルーンによる肺静脈隔離後にATPによるdormant conductionが出現した場合，再度クライオバルーンアブレーションを行うか，高周波タッチアップを行うか？

　　　　　　　この両者を比較検討した研究はこれまでに報告されていないため，エビデンスに基づいてこの疑問に答えることは不可能であるが，どちらの方法が理にかなっているのか，という観点から考えてみよう。

1. いったん隔離された肺静脈でdormant conductionが誘発される場合，非常に限局した生焼け部位を介して伝導が再発するために，多くの場合1ポイントの高周波通電によってそれを消失させることが可能である。一方で，クライオバルーンアブレーションを追加するということは，肺静脈入口部全体に対してもう一度冷凍凝固を行うことを意味し，不必要な部位への追加治療は避けられない。ロジカルに考えてみれば，高周波通電を行うことが望ましいと考えられる。

2. dormant conductionは不十分な冷凍凝固部位に出現するものであり，それはバルーンが解剖学的に壁面に密着しにくい場所に生じている可能性が高い。その部位に対して，同じバルーンを用いて同じ処置を行うというのは，やはり非論理的なのではないだろうか。

3. 肺静脈狭窄の問題を考慮する必要がある。肺静脈隔離に伴う合併症としての肺静脈狭窄は，高周波アブレーションにおいてはほぼ解決された問題であるが，クライオバルーンアブレーションの普及とともに，再度注目を集めている。当初，クライオバルーンアブレーションは肺静脈狭窄をきたすリスクが低いと考えられていたが，実は無視できないレベルのリスクを有していることが明らかになってきている[3]。前述したように，dormant conductionに対してワンポイントの治療で解決するところを，全周性のクライオバルーンアブレーションを追加することは，肺静脈狭窄のリスクを考えても，理にかなっているとは言いがたい。

▶▶現実的にはどうなのか？

　　　　　ここで1つ問題になるのは，術者の技量のことである。上述のようにピンポイントでdormant conductionを消失させるためには，肺静脈電位をマッピングし，至適通電部位で高周波通電を施行するというある程度の電気生理学的技量が必要になる。そこまでの高いレベルのアブレーションをめざしているのでなければ，あえてATP急速静注法自体を行う必要はないとも言える。元来，クライオバルーンアブレーションという方法は，高度の電気生

理学的技量を要さずに肺静脈隔離が可能であることが大きな特徴のひとつでもあり，あまり精密・詳細な手技にこだわる必要はないのかもしれない。

文　献

1) Tokuda M, et al：Adenosine testing during cryoballoon ablation and radiofrequency ablation of atrial fibrillation：A propensity score-matched analysis. Heart Rhythm. 2016；13(11)：2128-34.
2) Kumar N, et al：Adenosine testing after second-generation cryoballoon ablation(ATSCA)study improves clinical success rate for atrial fibrillation. Europace. 2015；17(6)：871-6.
3) Narui R, et al：Incidence and Factors Associated With the Occurrence of Pulmonary Vein Narrowing After Cryoballoon Ablation. Circ Arrhythm Electrophysiol. 2017；10(6)：pill：e004588.

（山根禎一）

1.5 腎機能不良例またはアレルギー例において造影剤を使用せずにクライオバルーンアブレーションを行った症例

▶▶心房細動に対するアブレーションの際の造影剤使用

1998年，Haïssaguerreにより肺静脈内からの期外収縮が心房細動のトリガーとなることが報告されて以降，高周波アブレーションによる肺静脈隔離術が発作性心房細動に対する基本的な治療戦略として広く行われている。しかしながら，左房内のカテーテル操作を安全に行うには，左房・肺静脈の形態を把握することが必須であり，術前の3D-CT検査および左房造影が必要となる。心房細動は高齢者に多く，基礎疾患として高血圧症や糖尿病などの生活習慣病を有する症例が多い。そのため，腎機能低下例に対するアブレーション件数も増加傾向にあり，治療中の造影剤の使用が問題となる。

2014年からわが国においても肺静脈入口部を面で全周的に一括に隔離できるクライオバルーン（Arctic Front Advance™，日本メドトロニック）が使用可能となった。従来の高周波アブレーションと比較し，術時間・透視時間が短く，出血性・血栓性の合併症がきわめて少ない。そこで，造影剤を用いずバルーンアブレーションを施行した症例について紹介する。

症例 60歳代，男性。薬剤抵抗性の発作性心房細動であり，アブレーション目的で紹介となった。高血圧症を有するCHADS$_2$スコア1点，CCr 48mL/分，造影剤アレルギーの既往があり，造影剤不使用での治療を希望された。

アブレーションに用いるナビゲーションシステムの準備

術前の心臓3D-CT検査は，造影剤不使用で単純CT画像から左房と肺静脈の3D画像の構築を行った（図1）。3D画像の肺静脈の形態・サイズからバルーンアブレーションに適しているかを確認し（図2），術中のナビゲーションとして用いるEnSite NavX™ system（アボットメディカルジャパン）に3D画像を取り込んでおく必要がある。

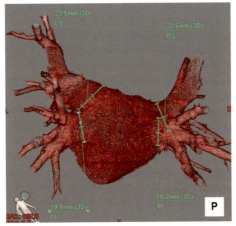

図1　本症例における術前の3D-CT検査
単純CT画像から左房-肺静脈の3D画像を構築。
4本の肺静脈径を計測。

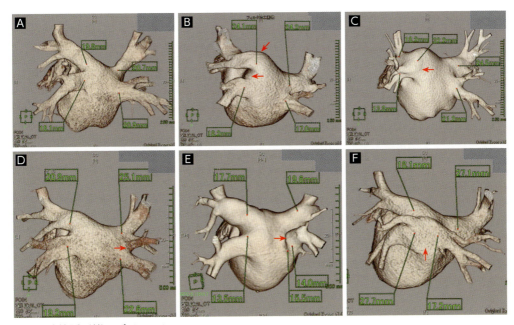

図2　肺静脈形態のバリエーション
Aの症例はバルーンアブレーションに適しているが，それ以外はバルーン留置が困難であり難渋することが予想される。
A：4本の肺静脈径が20mm前後で，走行がスムース
B：肺静脈入口部で曲がっている（矢印）。carinaが開いている（矢印）
C：25mm以上の肺静脈共通幹（矢印）
D：中間枝がある（矢印）
E：下肺静脈入口部が複雑な形態をしている（矢印）
F：下肺静脈共通幹（矢印）

食道温度モニタリングカテーテルを経鼻的に食道内に留置し，冠静脈洞，右室心尖部に電極カテーテルを留置した。これらのカテーテルをメルクマールにSL0シース2本をBrockenbrough法で左房内へ挿入した（動画1）。通常は，この段階で左房造影が行われる。SL0シース1本からは肺静脈電位を確認するためのリング状電極カテーテルを挿入し，もう1本はクライオバルーン専用シース（FlexCath Advance）へ交換した。リング状カテーテルでアブレーション前の4本の肺静脈電位の記録を行ったあと，左房のgeometryを作成し，術前にEnSite NavX™ systemに取り込んだ3D-CT画像とfusionを行った。この際，より詳細なgeometryを作成しておくことで，正確にfusionが行える。また，術前の3D-CT画像を透視画像に投影するシステム（SCORE Navi＋Plus, Roadmap system, SHIMADZU）を用いることにより，左房と肺静脈の位置が透視画像上で確認することが可能となる。左房造影を行えないため，術前に，これらのナビゲーションシステムをできるだけ正確に適合させておくことが，有効な治療と合併症予防に必要である。

クライオバルーンアブレーションの経過

　FlexCath Advanceシースから径20mmのAchieveカテーテルを内蔵した28mmのクライオバルーンを左房内へ挿入した（動画1）。当院では，左肺静脈隔離中に生じる迷走神経反射による血圧低下や徐脈を予防するために右肺静脈から隔離を開始する。右肺静脈隔離中は右横隔神経麻痺を予防するために，右室心尖部に留置していた電極カテーテルを上大静脈へ留置し，横隔神経ペーシングを行いながら隔離を行う。横隔神経麻痺の出現頻度は右上肺静脈隔離中が高いため，右下肺静脈隔離から開始する。バルーン留置前にあらかじめ横隔神経ペーシングで横隔膜が捕捉されることを確認する必要がある。横隔神経ペーシング捕捉の確認は，触診および複合筋活動電位（compound motor action potential；CMAP）の測定により行う。

　右肺静脈隔離後は，左上そして左下肺静脈の順番で隔離を行う。右肺静脈隔離後の徐脈出現頻度は非常に低いとされているが，左肺静脈の隔離中は横隔神経ペーシングに用いた電極カテーテルを再度，右室心尖部へ留置し，徐脈出現時のバックアップペーシングに備える。また，高周波アブレーションと比較すると出現頻度は非常に低いが，食道関連の合併症の予防のために左肺静脈，特に左下肺静脈隔離中は食道温度モニタリングを行う。15℃を下限とすることが推奨されている。

▶▶バルーン留置の際のAchieveカテーテルの活用

まず,透視下でRoadmap画像も参考にしながら,Achieveカテーテルを先行させ,バルーンを肺静脈入口部へ留置する。肺静脈入口部は通常左房後壁側であり,透視は正面像だけでなく側面像も確認する。特に,左上肺静脈への留置の際は,前方の左心耳へ誤って留置しないように注意が必要である。Achieveカテーテルは非常に操作性が良く,肺静脈の分枝の選択が可能である。一般的に,両上肺静脈では上の分枝を,両下肺静脈では下の分枝を選択するとバルーンが肺静脈入口部に安定し完全閉塞が容易とされている。この際,EnSite Navx^{TM} system上では,Achieveカテーテルが肺静脈のどの分枝に挿入されたかが詳細に示されるため,確認に非常に有用である(図3)。

また,Achieveカテーテル先端には8極の電極が付いており,電位記録が可能である。そのため,Achieveカテーテルを肺静脈内へ進める際は,左心耳や左室へ誤って挿入されていないか,電位を確認しながらバルーンを

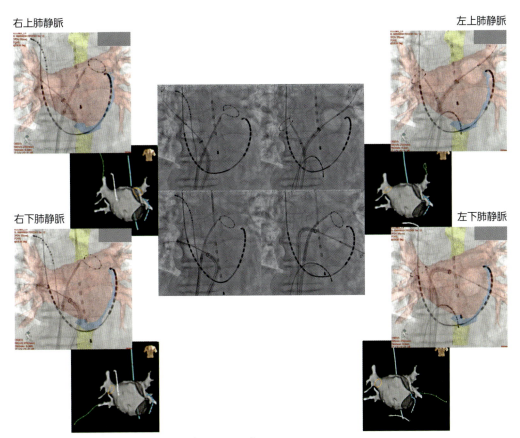

図3 造影剤不使用でのクライオバルーンアブレーション
内側:透視像,中央:EnSite Navx^{TM}像,外側:Roadmap像

肺静脈入口部へ進める。バルーンの安定性を優先する場合，Achieveカテーテルは若干遠位部まで挿入しておくほうが望ましい。

▶▶バルーンによる肺静脈閉塞の確認

　通常，バルーンによる肺静脈閉塞の確認は，バルーン先端からの造影により行うが，当院では全例で先端造影は行っていない。Achieveカテーテルをターゲットとする肺静脈へ挿入し，左房内でinflation（拡張）したバルーンを肺静脈入口部へ圧着し，この時点で先端造影を行うが，inflationされたバルーン径は26.5mmであり，クライオアブレーション（freeze）開始と同時にバルーン径は28mmへさらに拡張する。そのため，inflation時点の先端造影で完全閉塞が確認されていても，freeze開始時のバルーン拡大により閉塞状態が変化し，造影剤の漏れを生じる。そのため，当院ではバルーンinflation後にいったん左房側へ引き，肺静脈入口部に再度圧着し，freezeを開始する方法を行っている（Proximal seal technique）（動画1）。この方法を行えば，バルーンが肺静脈遠位部に入りすぎることや，それによって生じる肺静脈狭窄の合併症を予防できる。バルーン圧着の際には，肺静脈，バルーン内のAchieveカテーテルとシースすべてが同軸上になることが良好な閉塞を行うコツである。

　先端造影を行わなくても，バルーン温度の低下から閉塞状況が予測可能である。通常，1肺静脈につき3分間1回のfreezeが行われるが，良好な閉塞が得られている場合，freeze開始30秒後に約－30℃まで温度は低下し，1～2分後には最低温度が－40℃以下となる。このように十分な温度低下が認められた場合は肺静脈隔離が完成しており，本症例でも4本すべての肺静脈において，3分間1回のfreezeで肺静脈隔離が完成した。

▶▶良好な肺静脈閉塞を行うためのバルーン操作法

　しかし，前述のような温度低下パターンが認められなかった場合は，完全閉塞ができていないことが原因であり，バルーンの圧着角度の変更や，Achieveカテーテルを別の分枝に挿入するなどの変更が必要となる。
　一般に肺静脈の下方，すなわちcarinaやbottomに相当する部位はバルーンの圧着が困難であり，gapの好発部位とされている。その対策として，freeze開始30秒間の圧着後にバルーンとシースを若干引き下げることにより，バルーンをcarinaやbottomに圧着しやすくするPull downテクニックが有効である（図4A，4B，動画1）。

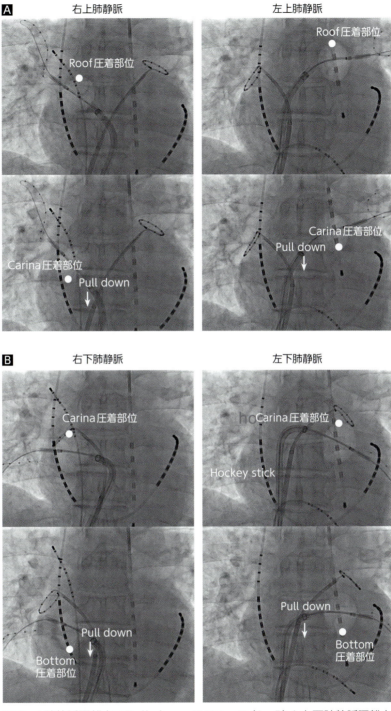

図4 4肺静脈隔離中のPull downテクニック（A，B）と左下肺静脈隔離中のHockey stickテクニック（B）
図中の白色丸は，バルーンの圧着点を示す．

　また，左下肺静脈では，シースを左房のroof側へ持ち上げてバルーンを上方から圧着するHockey stickテクニックが有効である（図4B，動画1）。

逆に，急激な温度低下や最低温度が−60℃を下回る場合は，バルーンが肺静脈の遠位部に留置されているサインである。肺静脈狭窄や横隔神経麻痺の原因となるため，freezeを速やかに停止し，再度バルーンを手前に留置し直す必要がある。

本症例のまとめ

- 造影剤アレルギー歴を有し，軽度の腎機能低下をきたしていたため，造影剤不使用でクライオバルーンアブレーションを行った発作性心房細動症例である。このような症例に対応できるように，肺静脈形態の把握，ナビゲーションシステムの活用，安全で有効なバルーン操作を習得しておくことが重要である。

（遠山英子，熊谷浩一郎）

動画で見る本症例のポイント

（動画は電子版に収載されています）

- 術前の3D-CT画像から，左房・肺静脈の形態を確認し，バルーンアブレーションに適した症例であるかを確認する。
- バルーンやAchieveカテーテルの位置を透視画像だけでなく，RoadmapやEnSite NavX™などのナビゲーションシステムでも確認する。
- 先端造影を行わない肺静脈入口部へのバルーン圧着方法，Pull down, Hockey stickテクニックを習得する。

1-6 PV anomalyを認める症例に対するバルーンテクニック（左共通幹，右中肺静脈症例）

▶▶左共通幹および右中肺静脈に対するクライオバルーンアブレーション

クライオバルーンによる心房細動に対する肺静脈隔離術において，左共通幹を有する場合に再発率が高いとする報告と変わらないとする報告が混在する。左共通幹といっても形態は様々であり，個々の症例により対応は異なる。一方，右中肺静脈をはじめ，肺静脈が多く分枝している症例においては，どのようにクライオバルーンを用いてアブレーションを施行するか判断に迷う例も多い。多枝肺静脈症例は，クライオバルーンが高周波カテーテルに成績が劣ることはないが[1]，実際のアブレーションでは種々の工夫が必要となる。本項では，左共通幹および右中肺静脈に対してクライオバルーンを用いて肺静脈隔離術を施行した症例を呈示し，手技のポイントを解説する。

症例1: 59歳，男性。動悸を伴う発作性心房細動に対して薬物療法を開始するも，症状が残存するため，心房細動に対するカテーテルアブレーションを施行した。

術前3次元CT

左肺静脈の共通部分は7mmと短いものの，左共通幹を呈していた。左肺静脈入口部径はCTの計測上24mmであった。左共通幹から左上肺静脈および左下肺静脈がそれぞれ分枝しており，入口径が28mm未満であることから（図1），クライオバルーンにより左共通幹自体を閉塞可能であると考え，クライオバルーンによる肺静脈隔離術を施行した。

アブレーション手技

アブレーション前にリング状カテーテルを用いて各肺静脈内の電位を確認したあと，クライオバルーン [Arctic Front Advance™，日本メドトロニック] を用いて肺静脈隔離術を施行した。achieveカテーテルを左共通幹の左上肺静脈分枝に留置し，バルーンで左共通幹を閉塞した。造影剤の貯留が

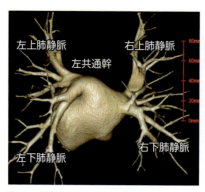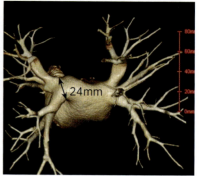

図1 症例1：3次元CT
左共通幹径は24mm。

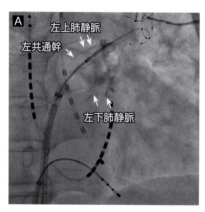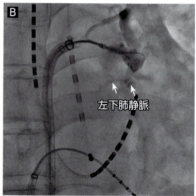

図2 症例1：クライオバルーンによる左共通幹閉塞造影
A：RAO。左上肺静脈にachieveカテーテルを留置
B：RAO。左下肺静脈にachieveカテーテルを留置

確認されたことから（図2A，動画1）冷却を開始，バルーン最低温度は－43℃まで低下，3分の冷却を行った。さらに左下肺静脈分枝にachieveカテーテルを留置しバルーンを再度閉塞，造影剤の貯留を確認し（図2B，動画2），冷却を行った。バルーン最低温度は－44℃，3分の冷却を行った。

クライオバルーンアブレーション後，左上下肺静脈電位は消失し，voltage mappingで左共通幹内の肺静脈電位を確認したところ，左上下肺静脈内および左共通幹内の肺静脈電位は消失していた（図3）。

症例2 55歳，男性。年2回ほどの動悸があり，発作性心房細動に対して薬物療法を開始されていた。アブレーションの希望があり，心房細動に対するカテーテルアブレーションを施行した。

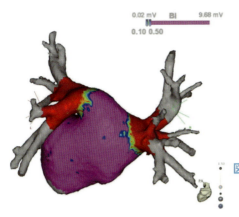

図3　症例1：クライオバルーンアブレーション後の左房voltage mapping

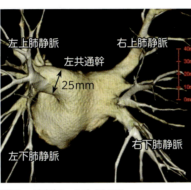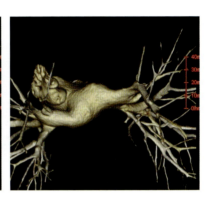

図4　症例2：3次元CT
左共通幹径は25mm。

術前3次元CT

　　左肺静脈の共通部分は17mmと長い左共通幹を呈していた。左共通幹入口部径はCTの計測上25mmであり，入口径が28mm未満であることから（図4），クライオバルーンによる肺静脈隔離術を施行した。

アブレーション手技

　　アブレーション前にリング状カテーテルを用いて各肺静脈内の電位を確認したあと，クライオバルーンを用いて肺静脈隔離術を施行した。achieveカテーテルを左共通幹の左上肺静脈分枝に留置し，バルーンで左共通幹を閉塞した。造影剤の貯留が確認されたことから（図5A，動画3）冷却を開始，バルーン最低温度は−60℃まで低下，158秒の冷却を行った。さらに左下肺静脈分枝にachieveカテーテルを留置しバルーンを再度閉塞，やや造影剤の漏れはあるものの造影剤の貯留を確認し（図5B，動画4），冷却を行った。バルーン最低温度は−42℃，3分の冷却を行った。

　　クライオバルーンアブレーション後，左上下肺静脈電位は消失し，voltage

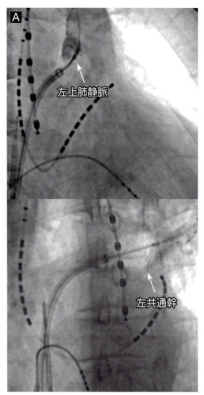
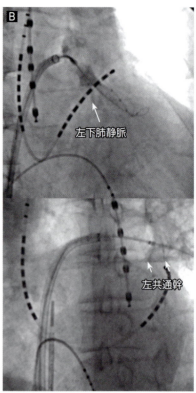

図5 症例2：クライオバルーンによる左共通幹閉塞造影（上：RAO，下：LAO）
A：左上肺静脈にachieveカテーテルを留置
B：左下肺静脈にachieveカテーテルを留置

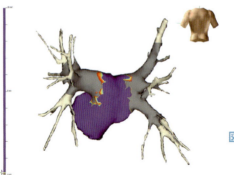

図6 症例2：クライオバルーンアブレーション後の左房voltage mapping

mappingで左上下肺静脈内および左共通幹内の肺静脈電位は消失していた（図6）。

症例3 76歳，女性。動悸を伴う発作性心房細動に対して薬物療法を開始するも，動悸発作を繰り返すため，心房細動に対するカテーテルアブレーションを施行した。

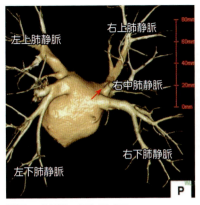
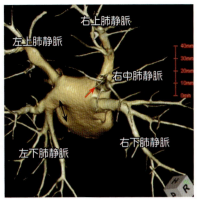

図7 症例3：3次元CT
右中肺静脈が確認される（赤矢印）。

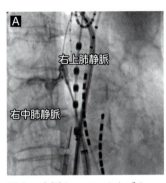
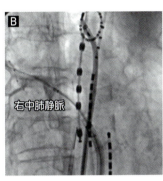
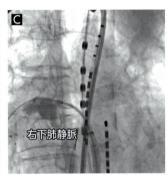

図8 症例3：クライオバルーンによる閉塞造影
A：RAO。右上肺静脈にachieveカテーテルを留置
B：RAO。右中肺静脈にachieveカテーテルを留置
C：RAO。右下肺静脈にachieveカテーテルを留置

術前3次元CT

　右肺静脈は上・中・下肺静脈の3本存在した（図7）。各肺静脈入口部径は，右上肺静脈15mm，右中肺静脈10mm，右下肺静脈14mmであった。上下肺静脈間心筋が冷却効果を得られるように，それぞれの肺静脈にachieveカテーテルを挿入して，クライオバルーンによる肺静脈隔離術を施行することとした。

アブレーション手技

　アブレーション前にリング状カテーテルを用いて右上下肺静脈内の電位を確認したあと，クライオバルーンを用いて肺静脈隔離術を施行した。achieveカテーテルを右上肺静脈分枝に留置し，バルーンで閉塞した。右上肺静脈および右中肺静脈のいずれも造影剤の貯留が確認されたことから（図8A，動画5）冷却を開始，バルーン最低温度は-52℃まで低下，3分の冷却を行った。右中肺静脈分枝にachieveカテーテルを留置しバルーンを再度閉塞，造影

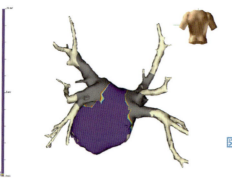

図9 症例3：クライオバルーンアブレーション後の左房voltage mapping

の貯留を確認し（図8B，動画6），冷却を行った。バルーン最低温度は−48℃，3分の冷却を行った。さらに右下肺静脈分枝にachieveカテーテルを留置しバルーンで閉塞，造影剤の貯留を確認し（図8C，動画7），冷却を行った。バルーン最低温度は−42℃，3分の冷却を行った。

クライオバルーンアブレーション後，右上下肺静脈電位は消失し，voltage mappingで右上下肺静脈内および右肺静脈前庭部の肺静脈電位は消失していた（図9）。

▶▶PV anomalyを認める症例に対するクライオバルーンを使用する際のポイント

クライオバルーンによる肺静脈隔離術は，高周波カテーテルと比べて，手技の簡便さ，手技時間の短縮，肺静脈隔離の永続性，術者の技量に依存しないなどの利点がある。しかしながら，手技の難易度は肺静脈の解剖学的構造に強く依存するため，術前の画像診断が重要となる。**術前に肺静脈のどの分枝にガイドワイヤーとしてのachieveカテーテルを挿入し，どのように肺静脈の閉塞が得られるか，また肺静脈口径を計測することによってどのくらいの深さまでバルーンが挿入されるかを検討すべき**である。バルーンが挿入される角度や深さによって，冷却される肺静脈前庭部の領域は変わってくる。クライオバルーンによる肺静脈隔離術において，拡大肺静脈隔離では隔離可能である左肺静脈前庭部後壁側あるいは上下肺静脈間の残存心筋から発生する心房細動再発例が報告されており，**可能な限り広範囲に前庭部を隔離する工夫をすべき**である。そのため，症例1と症例2の左肺静脈共通幹症例では入口部で閉塞が得られたものの，左上下肺静脈にそれぞれachieveカテーテルを挿入し，2回の冷却を行っている。また，症例3では右上下肺静脈のみの冷却では中央部の前庭部心筋が残存する可能性を考慮し，中肺静脈

にachieveカテーテルを挿入し冷却を行っている。

なお，左共通幹症例では入口部径が大きく，バルーンが共通幹内に挿入されてしまう可能性がある症例では，肺静脈狭窄の可能性を考慮すべきである。

▶▶その他の対応

高周波カテーテルを用いて左肺静脈に対し肺静脈隔離術を施行する際には，上下肺静脈分岐部前方において心筋が厚い，あるいはカテーテルの安定性およびコンタクトフォースが得られにくいという問題がある。一方，左共通幹を有した場合には通常の左肺静脈と比較し，その欠点が緩和される。そのため，左共通幹を有する左肺静脈は比較的高周波カテーテルに適した解剖学的構造と言える。

右肺静脈が多枝に分枝している症例において，高周波カテーテルとクライオバルーンの成績には差はない[1]。また，高周波カテーテルを用いた肺静脈隔離術では，右下肺静脈起始部が下方に偏位していない限り，右肺静脈周囲は左肺静脈と比してコンタクトフォースを保つのが一般的に容易である。そのため，高周波カテーテルを用いた肺静脈隔離術を施行可能な環境において，左共通幹や右肺静脈が多枝に分枝している症例ではクライオバルーンを選択しないことも考慮される。

本症例のまとめ
- PV anomaly（左共通幹，右中肺静脈）を有する心房細動にクライオバルーンを用いて肺静脈隔離術を施行した3症例を呈示した。バルーンテクニックを用いてアブレーションを施行する際には，術前にCTなどを用いてガイドワイヤーを挿入する肺静脈やバルーンがどの角度・どの深さまで挿入されるか，それに伴う隔離範囲をあらかじめ推測して手技を開始することが重要である。

文献

1) Khoueiry Z, et al:Outcomes after cryoablation vs. radiofrequency in patients with paroxysmal atrial fibrillation:impact of pulmonary veins anatomy. Europace. 2016;18(9):1343-51.

（吉賀康裕）

動画で見る本症例のポイント

（動画は電子版に収載されています）

- 左共通幹では上肺静脈と下肺静脈のそれぞれにガイドワイヤーを留置し，共通幹自体を閉塞した上で，可能な限り左肺静脈前庭部を広く冷却する。
- 右上下肺静脈のみでなく，右中肺静脈にもガイドワイヤーを留置し，冷却を行うことにより肺静脈間心筋をアブレーションする。

1-7 左下肺静脈冷却時に最低食道温度が何℃を下回った場合、冷却を中止すべきか —食道合併症の予防

食道関連の合併症は、食道自体への直接障害の結果生じる左房食道瘻と、食道周囲の迷走神経叢への障害の結果生じる胃蠕動障害がしばしば混同されるため、本項では別々に論ずる。高周波・クライオバルーンアブレーション問わず左房食道瘻予防法のひとつに、術中の食道温度モニターをガイドとして通電・冷却を停止する方法が提唱されている。ただし、研究結果は議論の多いところで、筆者は食道温度計を使用しないことを推奨する。

▶▶左房食道瘻

食道障害は冷却による食道への直接障害によって起こる合併症である。急性期障害部位に胃酸や炎症による持続的な障害が加わることで瘻孔形成まで至ると考えられており、症状発現は通常術後1〜3週間とされる。左房食道瘻は致死的な合併症であるが頻度がきわめて低いために、多くの臨床研究では術翌日の内視鏡所見における食道発赤・びらん・潰瘍を食道障害発生と定義している。

Metznerらは術翌日の内視鏡で異常所見を認めた症例は、認めなかった症例より左下肺静脈冷却中の食道温度が有意に低いことを報告した[1]。また、Fürnkranzらは食道温度のカットオフ値を設定し、そこで冷却を停止した場合の食道障害の頻度を調べたところ、カットオフ値を15℃とすると食道障害の頻度が低いと報告した[2]。これらの研究結果の解釈で注意すべきは、両研究とも全例が食道温度計を入れた患者を対象とした研究結果であるという点である。

近年、高周波アブレーションにおいて食道温度計を使うこと自体が食道障害を増加させることが報告された。筆者らは同様の検討をクライオバルーンアブレーションで行ったところ、食道温度計を使うこと自体が食道障害を起こす最大の危険因子であった[3]。最近、左房食道瘻に関するまとまった論文が報告され、クライオバルーンで起こる左房食道瘻の頻度は0.01%未満であり高周波アブレーションよりかなり低いこと、瘻孔発生患者では合計の冷

却時間が長いこと，高周波と異なりクライオバルーンではほとんど左下肺静脈への冷却が原因であること，最低食道温度21℃の症例でも瘻孔が起こることが報告されている[4]。バルーンは面で冷却し，カテーテルは点で焼灼するので，食道障害は前者のほうが起こりにくいことは想像に難くない。

▶▶胃蠕動低下

　胃蠕動低下は食道前面の迷走神経叢の障害により起こるが，その詳細な機序は不明な点が多い。迷走神経のネットワークは複雑で個人差がある上に，どの部位が胃の蠕動に関与しているかも不明である。また，嘔吐・腹部膨満感などの臨床症状が出るのは重篤な症例のみであり，無症候性の胃蠕動低下は高周波・クライオを問わず肺静脈隔離術後に一定の割合で起こることが知られている。

　高周波アブレーションにおいては，食道近傍で焼灼出力や通電時間を減らすことによって発生率が低下することが報告されている[5]。クライオバルーンに関する筆者らの検討では，3分単回ベースの冷却で術翌日に内視鏡検査で評価したところ，無症候性胃蠕動低下（胃内食物残渣貯留）は約17％に認め，報告されている高周波アブレーションにおける発生率よりかなり高いことがわかった[3]。ただし症候性は1例も認めず，術後1〜3カ月の内視鏡検査では回復していた。食道温度は胃蠕動障害の有無でまったく差異はなく，術前CT検査で食道の位置が左右の下肺静脈の中間に位置している症例で発生率が高かった[3, 6]。

　おそらく，左右下肺静脈の冷却で食道前面の神経叢が広く障害される場合では起こりやすく，食道が左下肺静脈に寄っている場合は右下肺静脈冷却時に影響を受けないため起こりにくいと筆者は考えている。つまり，胃蠕動低下発生には左下のみでなく右下肺静脈への冷却も関与していると推測される。神経叢の障害は，バルーンによる面の冷却のほうがカテーテルによる点の焼灼より起こりやすいことは想像に難くない。ただし，横隔神経障害でわかるように，クライオは高周波と異なり神経障害が回復しやすいため，仮に症候性の胃蠕動低下が起きてもおそらく高周波より回復が早いことが予想される。

▶▶食道関連合併症を防ぐための工夫

　筆者が考える現時点での食道関連合併症予防の要点を以下に示す。
1. 食道温度計を使用しない。

2. 術後1カ月は必ずプロトンポンプ阻害薬を内服させる。術後の無症候性胃蠕動低下による逆流性食道炎のリスクを勘案すると高周波以上に重要である。
3. 3分単回冷却を基本とするが，左下肺静脈の冷却時間は短くすることを意識する。筆者は，time to isolation（TTI）＜60秒，高齢・やせ型・小柄，バルーン最低温度が－50℃以下に到達，のいずれかを満たせば2.5分単回冷却に短縮している。左下肺静脈のTTIを短くするには必ず左上肺静脈を先行させることも大切である。
4. 左下肺静脈はバルーン温度－50～－55℃で停止する。左下肺静脈は僧帽弁近傍で血流が良く，最もバルーン温度が低下しにくい肺静脈であるため，通常－50℃に到達することは非常に稀であることを知っておくとよい。
5. 無症候性胃蠕動低下の可能性を考慮して，術後1週間程度は暴飲暴食を避けるように患者指導する。
6. 深鎮静はしない。高周波では全身麻酔は食道障害の頻度を増加させることが知られている[7]。クライオバルーンは軽鎮静で十分手技を完遂できる。
7. 経食道エコー検査は食道障害を増やすという報告がある[8]。筆者は発作性心房細動症例においては，よほどのハイリスクの症例を除いて，もともと経食道エコー検査は行っていない。抗凝固療法継続下で手技を行うことがクラスⅠ適応となった今日においては，ますます経食道エコー検査の意義は低くなると考える。

文献

1) Metzner A, et al:Increased incidence of esophageal thermal lesions using the second-generation 28-mm cryoballoon. Circ Arrhythm Electrophysiol. 2013;6(4):769-75.
2) Fürnkranz A, et al:Reduced incidence of esophageal lesions by luminal esophageal temperature-guided second-generation cryoballoon ablation. Heart Rhythm. 2015;12(2):268-74.
3) Miyazaki S, et al:Gastric hypomotility after second-generation cryoballoon ablation-Unrecognized silent nerve injury after cryoballoon ablation. Heart Rhythm. 2017;14(5):670-7.
4) John RM, et al:Atrioesophageal fistula formation with cryoballoon ablation is most commonly related to the left inferior pulmonary vein. Heart Rhythm. 2017;14(2):184-9.
5) Miyazaki S, et al:Factors associated with periesophageal vagal nerve injury after pulmonary vein antrum isolation. J Am Heart Assoc. 2014;3(5):e001209.
6) Miyazaki S, et al:Esophagus-Related Complications During Second-Generation Cryoballoon Ablation-Insight from Simultaneous Esophageal Temperature Monitoring from 2 Esophageal Probes. J Cardiovasc Electrophysiol. 2016;27(9):1038-44.

7) Di Biase L, et al:Esophageal capsule endoscopy after radiofrequency catheter ablation for atrial fibrillation:documented higher risk of luminal esophageal damage with general anesthesia as compared with conscious sedation. Circ Arrhythm Electrophysiol. 2009;2(2):108-12.
8) Kumar S, et al:The transesophageal echo probe may contribute to esophageal injury after catheter ablation for paroxysmal atrial fibrillation under general anesthesia:a preliminary observation. J Cardiovasc Electrophysiol. 2015;26(2):119-26.

(宮﨑晋介)

1-8 EnSite NavX™を用いたCMAPモニタリングの有用性
—呼吸変動と右横隔神経麻痺の見きわめ

▶▶横隔神経麻痺

　クライオバルーン（CB）を用いた肺静脈隔離術（CB-PVI）に伴う合併症で最も頻度の高いのは横隔神経麻痺であり，その頻度は3〜11％と報告されている[1]。また，最近の国内の報告では，退院時まで残存した横隔神経麻痺は1.5％であり無視できない合併症である[2]。

　横隔神経麻痺の予防法としては，①透視下での横隔膜運動の視認による確認，②横隔神経ペーシング下での横隔膜twitchingの触診での確認，③複合筋活動電位（compound motor action potential；CMAP）のモニタリング，などがある。最近ではCMAPの有用性が報告され広く利用されており，CMAP波高が30％低下すれば速やかにアブレーションを中止することが推奨されている[3]。

　本項ではCMAPをリアルタイムで表示できるEnSite NavX™システム（アボットメディカルジャパン）を用いてモニタリングの有用性および呼吸変動とCMAP減高の見きわめについて解説する。

▶▶CMAPモニタリング

横隔神経刺激

　当院では，横隔神経刺激は右側では上大静脈（SVC），左側では左鎖骨下静脈に留置したカテーテルを介して連続刺激（40/分，10V/1msec）で実施している。右側横隔神経刺激のペーシングカテーテルは，内頸静脈経由で冠状静脈に留置したCSカテーテル［BeeAT：日本ライフライン］あるいは大腿静脈経由でSVCに留置した電極カテーテルを使用している（図1）。

　ペーシングカテーテルをきちんと血管壁に接触させることはもちろんであるが，CB操作に伴い電極カテーテルが移動することがあるため，アブレーション直前に確実にペーシングができることを確認しておくことも大切であ

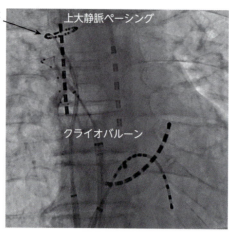

図1 右上肺静脈隔離中の
カテーテル配置

る。BeeATを用いた横隔神経刺激は簡便ではあるが，後述するような呼吸変動が起こりやすいので注意が必要である。

CMAPモニタリング

CMAPの記録は図2のようにNavX画面上にリアルタイムで表示され，実波形に加えて波高値が数値で表示可能であり，CMAPの変化に速やかに対応できる利点がある。

当院では，CB-PVI時はプロポフォールによる深静脈麻酔下でi-gel（日本メディカルネクスト）などを使用し呼吸管理を実施しており，アブレーション中の呼吸変動はきわめて少ない。そのため，呼吸変動のない例では

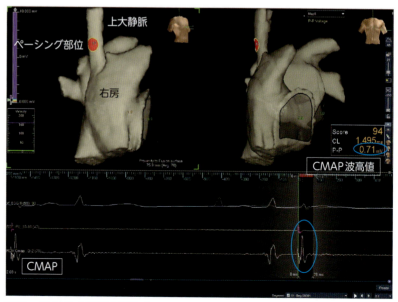

図2 CMAPの記録（動画1）

CMAPがアブレーション開始時の30%以下に2拍連続で減高が確認された時点でアブレーションを中止している。しかし，NavX上ではrespiration monitorでの呼吸変動が許容範囲内であるにもかかわらず，呼吸変動に伴うCMAP波高の変動を認める例が少なからず存在する。実際CMAP波高は，呼気時には吸気時に比較して10%程度振幅が高いとの報告[4]もある。

> **症例**
>
> 67歳，女性。3年前から動悸を自覚し発作性心房細動と診断された。抗不整脈薬投与を行うも発作が管理困難でありカテーテルアブレーションを実施した。肺静脈分枝形態も正常でありクライオバルーンを用いた肺静脈隔離術を実施した。右上肺静脈に対するCB-PVI中に，1拍ごと交互にCMAP波高が変動 (基準値〜減高) する。

　本症例では右上肺静脈隔離中にCMAP波高が交互に変動したが，呼吸変動に伴う変化を考え通常通り180秒の通電を継続した。

　呼吸変動が原因と考えられるが，CMAPが交互に変動してもCMAP波高が基準値に回復している間 (図3) は呼吸変動に伴う変化と判断でき，安全にアブレーション可能である。しかし，基準値に回復せず2拍連続で減高した場合は，CMAP波高が基準値の30%以下になっていない場合 (図4) でも速やかにアブレーションを中止 (double stop) するほうが安全である。早期にアブレーションを中止すれば，速やかにCMAPが基準値に回復することが多い (図5)。

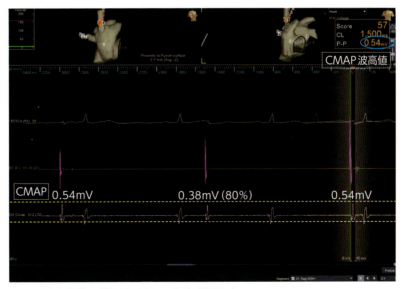

図3　呼吸変動に伴うCMAPの変動 (動画1)
交互にCMAP波高が変動している。

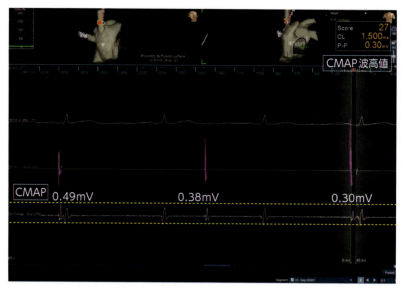

図4 CMAPの2拍連続での減高（動画1）
速やかにアブレーションを中止すべき状況である。

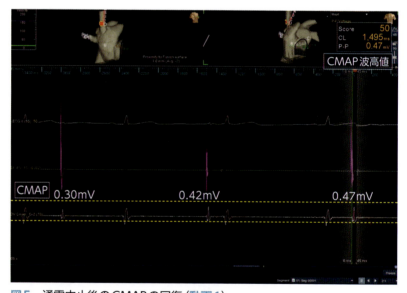

図5 通電中止後のCMAPの回復（動画1）
図4の状況で速やかに通電を中止（double stop）。CMAP波高も速やかに回復を認めた。

　当院では，初期30例は透視下での横隔膜運動の視認による確認を中止しており，現在はNavXでのCMAPモニタリングとtwitchingの触診での確認を行っている．それにより，退院時まで遷延する横隔神経麻痺は経験していない．

文献

1) Franceschi F, et al:Phrenic nerve monitoring with diaphragmatic electromyography during cryoballoon ablation for atrial fibrillation:the first human application. Heart Rhythm. 2011;8(7):1068-71.
2) Okumura K, et al:Safety and Efficacy of Cryoballoon Ablation for Paroxysmal Atrial Fibrillation in Japan-Results From the Japanese Prospective Post-Market Surveillance Study. Circ J. 2016;80(8):1744-9.
3) Mondésert B, et al:Clinical experience with a novel electromyographic approach to preventing phrenic nerve injury during cryoballoon ablation in atrial fibrillation. Circ Arrhythm Electrophysiol. 2014;7(4):605-11.
4) Sharma PS, et al:Factors Influencing Diaphragmatic Compound Motor Action Potentials During Cryoballoon Ablation for Atrial Fibrillation. J Cardiovasc Electrophysiol. 2016;27(12):1384-9.

(山地博介)

動画で見るEnSite NavX™を用いたCMAPモニタリングのポイント

(動画は電子版に収載されています)

- 呼吸変動を認める例では交互にCMAP波高が変化するが,2拍連続でCMAP波高が減高した場合は速やかにdouble stopでアブレーションを中止すべきである。
- 横隔膜twitchingの触診による確認を併用することは重要である。
- CMAPの評価に迷った際は,速やかにアブレーションを中止することも考慮する。
- アブレーションに伴う合併症を最低限にすることが最も重要である。

1-9 空気塞栓による心電図ST上昇や血圧低下が起きた場合にどうするか？
―その対応と予防法について

　心房細動アブレーションでは左房へのアプローチが必須であり，左房へ挿入したシース内やバルーン表面に付着した気泡の混入に常に注意を払わなければならない。また，カテーテルの出し入れの際に気泡がシース内に偶発的に混入する危険があるため，さらなる注意が必要となる。気泡が左房に混入し，特に冠動脈内に迷入すれば，一時的ではあるが心電図上ST上昇や血圧低下が起こり，緊急の対応が必要となる。最悪の場合，急性心筋梗塞を惹起する場合もある。本項では，その予防法を中心として一般的対処法も併せて述べる。

> **症例**　71歳，女性。動悸にて来院。心電図検査で心房細動を指摘。発作性心房細動に対する治療として本人の希望により抗不整脈薬療法ではなく，カテーテルアブレーションが選択された。心臓超音波検査では左房径31mm。既往症として脳梗塞。

手技の経過

　心房中隔穿刺後，クライオバルーン [Arctic Front Advance™，日本メドトロニック] を左房へ挿入。肺静脈各4本に対して1回4分間の冷凍を行い，特に合併症を惹起することなく肺静脈電気的隔離術に成功した。

実際の対応

　空気塞栓の予防法に関し，当院での取り組みを中心に説明する。
　シースのフラッシュやカテーテルをシースに挿入する際，およびシースやカテーテルをシースから引きだす際の陰圧により，シースの弁から血管および心臓内に気泡が入り込む危険がある。
　この危険を低減するため，左房に冷凍バルーン用のシース（FlexCath Advance Steerable Sheath）が入ったあとは，本シースを介してのカテーテルの出し入れは極力少数回にとどめることが重要である。

冷凍バルーン用シースのフラッシュの内腔容積が比較的大きいため，必ず20mLシリンジで行っている。

冷凍バルーンは，出荷時折りたたまれた状態でプラスチックの鞘に収まっている。この冷凍バルーン表面に気泡が存在するため，体外においてヘパリン化生理食塩水（生食）内でのバルーンの拡張を行っている[*1]。冷凍バルーンは，体温に近い34℃まで温められないと拡張しない（42℃以上では"過度高温"と認識され，冷凍用コンソールが作動して停止する）ため，用手的に体温によりバルーン中枢側に装着された温度センサーを必要温度まで温める（図1）。もしくはあらかじめ上記温度まで温められた滅菌温湯内に浸す。バルーンが拡張可能な程度まで温まった時点で，バルーン全体が水中に埋没した状態で拡張する（図2，動画1）。その間，バルーン表面に付着した気泡を完全に駆逐する。その後バルーンを収縮させ，生食内で鞘内にバルーンを収納し，すばやくシース内に挿入する。

冷凍バルーンをシースに挿入する際は，シースの弁から気泡が入らないようにゆっくりと慎重に進めていく。

当院では，バルーンがシース内に約20cm程度挿入された時点と，バルーン先端部位が心内に出る直前にシース内の気泡を除去するため，シース近位部の三方活栓のポートからヘパリン化生食を満たした20mLロック付きのシリンジでゆっくり陰圧をかけて血液を引き，シースのフラッシュを行う。

シリンジ吸引による急激なシース内の陰圧は，シースの弁からの気泡混入を

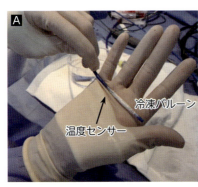 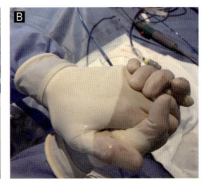

図1　冷凍バルーンの用手による温め方
冷凍バルーンのシャフトに温度センサーがあるため（A），体外拡張を行う場合，センサーを体温で温めるか（B），温湯（32℃以上42℃未満）で温める必要がある。

[*1]：写真の通り，どのバルーンも出荷された時点で周囲に空気を含んでいる。筆者は左心房の中でバルーンを膨らませる前にこの空気を取り除くことが空気塞栓予防になると信じており，この手技はメドトロニック社において推奨はされていないかもしれないが，患者さんの安全につながると考え実行している。

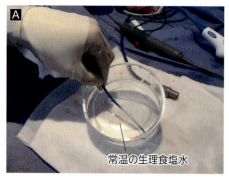
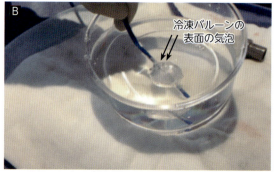
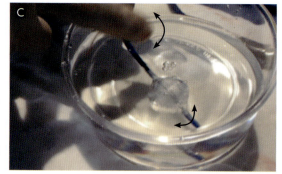

図2　挿入前：バルーン表面の気泡の除去
A：常温の生理食塩水に冷凍バルーン全体を浸す
B：バルーンを拡張すると，バルーン表面に多くの気泡が付着しているのがわかる
C：バルーンを揺らすことで，バルーン表面の気泡は容易に排除できる

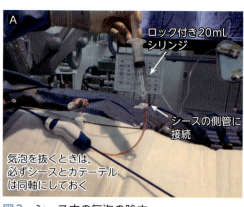
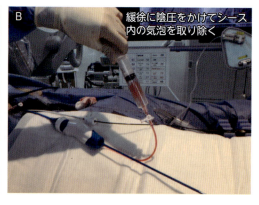

図3　シース内の気泡の除去
シースの側管にロック付き20mLシリンジを接続し（矢印），シースとカテーテルが同軸の直線上にあることを確認し（A），緩徐にシリンジに陰圧をかけて吸引し，シース内の気泡を抜き取る（B）。シリンジに急速に陰圧をかけると，シースの弁とカテーテル間の間隙から気泡が混入し続けるため，気泡が抜けない状況が持続する。

惹起するため，シリンジ吸引は極力慎重に行い，シース内に混入した気泡を取り除くように努める（図3）。さらに，シースとバルーンカテーテルが同軸になることが大切である。同軸でない場合，シースの弁とカテーテル間に間隙ができ，ここから気泡混入の危険がある。バルーンカテーテルがシースに対して屈曲している場合，シースの弁を介して気泡が迷入することがある。

ポート内の気泡が完全に排除されたあと，生食500mLにヘパリン5,000

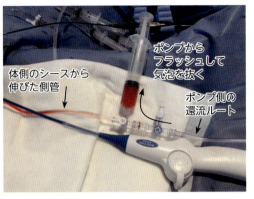

図4 ポンプ側ルートの気泡の除去

バルーンカテーテルが体外でシース先端まで到達したら，還流ポンプのルートとつなげる。ポンプからヘパリン化生理食塩水によりフラッシュする。

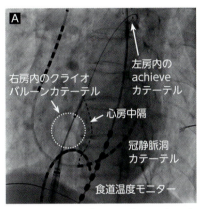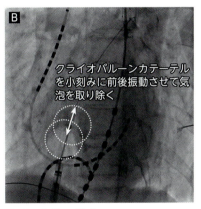

図5 挿入後：バルーン表面の右房内における気泡の除去
A・B：左前斜位60°
左房にバルーンを挿入する前に右房内でバルーンを拡張し，その状態ですばやくバルーンを小刻みに振動させ，バルーン表面の気泡を振るい落とす。

単位を混注したシース内腔還流用の点滴ルート（図4）をポート末梢に接続し，50mL/時で還流を行う。輪状電極カテーテルであるachieveを左房へ先行させ肺静脈内へ留置したあと，右房までシースと冷凍バルーンを引いたところで冷凍バルーンを拡張し，その拡張状態でバルーンカテーテルを小刻みに振動させることによりバルーン表面に付着した気泡を排除する（図5）。これを数回施行後，最終的にバルーンを収縮させてシース内に収納し，左房内へシースとバルーンを挿入する。

アブレーション終了後にシースからバルーンを抜去する際，シースに連結していた持続還流を必ず停止する。シースのポートから持続還流のルートを外し，ヘパリン化生食を満たしたロック付き20mLシリンジを取り付け，シリンジ側の三方活栓を開放し，シースと交通させた状態で緩徐にシースからバルーンを抜去する（図6）。急速にバルーンをシースから抜去すると，シースの弁から気泡が混入する危険があるため注意を要する。時にバルーンを

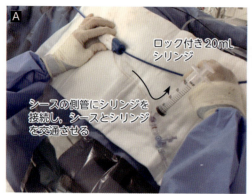
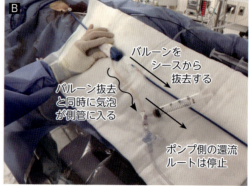

図6 バルーンの抜去

アブレーション終了後，ポンプからの還流を必ず止める。シースの側管にロック付き20mLシリンジを接続し，体側とシリンジとを開通させておく。バルーン抜去の際に，シースの弁とカテーテル間の間隙から陰圧により混入した気泡が側管を通じて入ることが多い。ポンプ還流を停止しておかないと，この気泡が強制的にシース内へと送達されてしまう危険性がある。

緩徐に抜去しても，シースの三方活栓ポート内にシースの弁とカテーテル間の間隙から混入した気泡がみられることがある。

▶▶冠動脈内空気塞栓の対処法（図7）

主に薬物治療と，物理的に冠動脈の血流量を上げる方法がある。

実際に冠動脈内空気塞栓が疑われる場合は，血圧低下が最初の徴候と考えられる。肺静脈隔離術中の血圧低下は，過度な鎮静効果や過度の脱水，心タンポナーデを鑑別後，冠動脈スパズムや空気塞栓を疑っていくこととなる。心電図上ST上昇が起これば，冠動脈造影にて空気塞栓もしくは冠動脈スパズムの鑑別は容易である。また，多くの場合，非持続性心室頻拍が起こる。冠動脈内空気塞栓の診断がつけば薬物治療から開始する。既に血圧低下が起こっている可能性や，冠動脈血流を改善させる薬物（血管拡張薬）によるさらなる血圧低下が惹起されている場合もあるため，ノルアドレナリン1mg/1mL/Aを生食100mLに溶解したものを1～3mL静脈注射する。この際，心臓内部静脈側に挿入されている静脈シースから急速注入するほうが速効性がある。昇圧薬への反応が悪い場合は，ノルアドレナリン1～3Aを生食50mLに溶解したものを末梢静脈からシリンジポンプを使用して1～15mL/時の持続投与を開始する。

冠動脈内空気塞栓では，軽度であれば栓子である空気が冠動脈末梢へと移動し，毛細血管へと流れ消失していき，ST上昇の改善とともに血圧低下が比較的短時間で回復することが多い。しかし，空気塞栓が冠動脈の中枢側にとどまっている場合，冠動脈を拡張させ，冠動脈血流を改善させる目的で冠

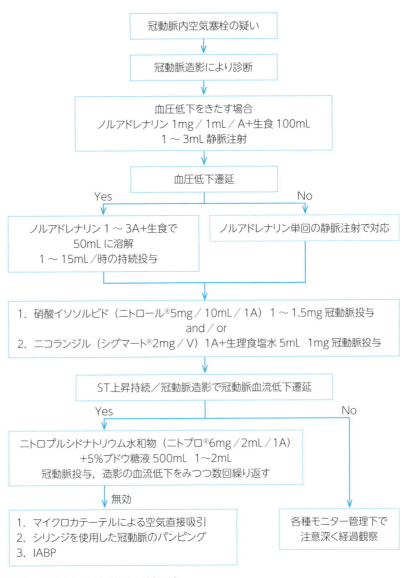

図7 冠動脈内空気塞栓の対処法
生食：生理食塩水
IABP：intra-aortic balloon pumping

動脈造影用カテーテルから直接冠動脈内へ薬剤を投与する。

①硝酸イソソルビド（ニトロール®5mg/10mL/1A）1Aを1〜1.5mg冠動脈に投与する。必要であれば2〜3回注射する。

②①が無効の場合は，ニコランジル（シグマート®2mg/V）1Aを生食5mLに溶解し，1mg冠動脈注射する。必要であれば2〜3回注射する。

③②が無効の場合は，ニトロプルシドナトリウム水和物（ニトプロ®6mg/2mL/1A）を5％ブドウ糖液500mLで溶解し，1〜2mLを冠動脈内に投与する。随時，血圧低下に注意し追加投与する。

以上の手技を行っても冠動脈内空気塞栓により冠動脈血流が低下している場合は，次の2つの方法がとられる。

④冠動脈造影用カテーテル内腔に挿入可能なサイズのマイクロ注入カテーテルを冠動脈内空気塞栓局在部位まで挿入し，シリンジにより気泡を吸引する。

⑤冠動脈血流を改善させるためパンピングを行う。冠動脈開口部に留置した冠動脈カテーテルからシリンジで血液を吸引し，吸引した血液を再度冠動脈へ注入することを繰り返す。これらにより，冠動脈血流量と血圧の点から改善が期待できる。

　これらの対応でも冠動脈血流改善が不十分な場合は，最終的に大動脈バルーンパンピングを挿入し，留置して物理的に冠動脈血流を確保する。

（青柳秀史，沖重　薫）

動画で見る本症例のポイント

（動画は電子版に収載されています）

- 用手的もしくは温湯によりバルーン中枢側の温度を34℃（42℃未満）まで温め，体外で拡張準備が整った状態とする。次にバルーン全体が完全に水中に埋没した状態でバルーンを拡張する（図2A，2B，動画1）。
- バルーン周辺に気泡があるため，バルーンを小刻みに振動させ，気泡を完全に取り除くようにする（図2B，2C，動画1）。

左上肺静脈冷却後の迷走神経反射による高度徐脈に注意する

発作性心房細動に対するカテーテルアブレーションの方法として，クライオバルーンアブレーション（CBA）が広まっている。CBAを用いた治療において注意すべき現象として，左上肺静脈（LSPV）冷却後の迷走神経反射による高度徐脈があるが，本項ではこの現象の機序と対応について概説したい。

症例 75歳，女性。薬剤抵抗性有症候性の非弁膜症性心房細動がみられ，初回クライオバルーンアブレーション（CBA）を施行した。

アブレーション手技

まずLSPVに対して冷却を行い，初回の冷却で肺静脈の電位を隔離した（図1 ACV電極の電位を参照）。隔離約80秒後（冷却中）に洞停止を認め，慌てて冠静脈洞に留置した電極カテーテルからバックアップのためにペーシングを行った（図1水色矢頭）。心房は捕捉されるも，その興奮は心室に伝導しておらず，完全房室ブロックが合併していることが明らかになった。10.6秒後に内因性の心房興奮を認めるも（図1灰色矢頭），心室には伝導せず，洞停止から12.3秒後に心室補充収縮を認めた（図1 BPを参照）。その後，高度徐脈は20秒程度持続した。

実際の対応

CBAによる肺静脈隔離術（PVI）を行う際に，LSPVを冷却したあとの洞性徐脈や数秒以上にわたる洞停止などの高度徐脈は，約40％の症例に認めると報告されている[1]。「冷却中」ではなく「冷却後」に徐脈が起こることが多いのも特徴である[2]。また，時に房室ブロックを合併することもある（図1）。発症頻度が高く，循環動態の破綻につながりうるため，この高度徐脈に対する対策はしっかりと行った上でこの治療にのぞむことが必要である。

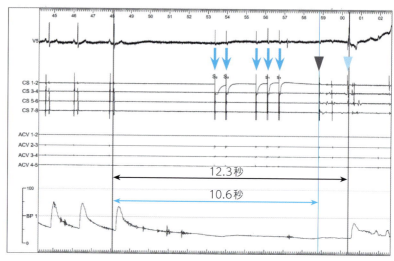

図1 LSPV冷却後の高度徐脈の例

▶▶CBAで高度徐脈になる機序

　心臓の自律神経（autonomic nervous system；ANS）は，心臓の外（中枢神経）由来の自律神経（extrinsic ANS）と心臓内の独立した自律神経（intrinsic ANS）からなり，心臓の働きを制御している。このintrinsic ANSは，心外膜の心臓脂肪に存在する神経叢（ganglionated plexus；GP）からなり，ここから心房や房室結節，洞結節に神経線維が伸びているとされる。

　主なGPは5つあり，superior left GP（SLGP；LSPV近傍），inferior left GP（ILGP），Marshall tract GP（LPVと左心耳の間），inferior right GP（IRGP）とanterior right GP（ARGP）と呼ばれる（図2）[3]。このGPの興奮が不応期の短縮やトリガーの発生など，心房細動の発症に関与するとされている。また，GPの部位を高頻度に刺激したり焼灼したりすることで副交感神経興奮による高度徐脈が起こることが知られる。

　このような現象がカテーテルアブレーションの術中にも起こることは，2004年にPapponeらにより報告されている[4]。話は少しそれるが，同論文ではPVI時に高度徐脈が認められた症例の治療成績が良いことも報告された。intrinsic ANSの興奮が心房細動の発症・維持に影響を与える可能性が高く，高度徐脈はGPが焼灼されたサインと考えられることがその機序とされた。このため，SLGPのみならず，他のGPも高頻度刺激でその局在を明らかにし，それらのGPを焼灼するというGPアブレーションが提唱されており[3]，PVI後の追加通電として行われることがある。

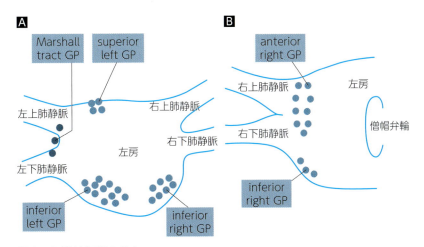

図2　心臓神経叢の分布
左心房と肺静脈周囲の神経叢の分布の模式図。心外膜脂肪層（fad pad）内に局在している。
A：前面，B：後面
（文献3をもとに作成）

▶▶CBAによるGP焼灼

　CBAアブレーションは，面状の冷凍焼灼であり，心外膜側までの冷却が可能である[5]。胸腔鏡による心房細動手術とCBAが同時に行われた症例では心外膜側まで凍結しており，CBAではGPに対する影響が不可避となる。また，高周波アブレーションが通電中に起こるのに対して，CBAではクライオ終了後40秒（中央値）程度で起こる[2]。この機序はわかっていないが，油断した頃に起こるため注意が必要であり，高度徐脈に対する確実な対策が重要となる。

　高度徐脈に対する対応法としては，主に次の3つが挙げられる。以下にそれぞれに対する概説を行う。
①バックアップペーシングのためのカテーテルを留置する
②アトロピン硫酸塩水和物（以下，硫酸アトロピン）で副交感神経ブロックを行う
③クライオを行う肺静脈の順序を工夫する

▶▶バックアップペーシングカテーテルの留置

　LPVをクライオアブレーションする際には，右心室がペーシングできるようにカテーテルを挿入しておき，徐脈になった際にはバックアップペーシングを行う。多くの場合は心房ペーシングでも対応は可能であるが，一過性の房室ブロックを合併する症例もあるため（図1），心室のペーシングが好ましい。

欠点としては，右心室ペーシング用のカテーテルを用いる場合にコストがかさむこと，右心室にペーシングカテーテルを留置する手間がかかること，ペーシングがうまく捕捉できない可能性があること，副交感神経興奮による気分不良が残存する可能性があることなどが挙げられるが，最も基本的な方法であり施行も容易である．現在最も広く行われている方法と考えられる．

▶▶硫酸アトロピンで副交感ブロックを行う

LSPVクライオ後の高度徐脈はSLGPの副交感神経の興奮によって引き起こされるため，十分量の硫酸アトロピンを前投与することでこの現象をブロックすることができる．当院ではこの方法をとっているが，硫酸アトロピンを投与した症例においては，高度徐脈は1例も認めていない．筆者らは電気生理学的検査の内因性心拍数を測定する際の副交感神経ブロックに用いる硫酸アトロピンの量を参考にして，体重当たり0.04mg/kg程度の投与を行っている．投与し忘れるミスを防ぐため，ヘパリン投与と同時に所定量の硫酸アトロピンを静脈内ボーラス投与することをルーチン化している．硫酸アトロピンの半減期は3.8時間であり，CBA手技中は継続した効果が期待できる．

利点として，コストが安いこと，施行が容易であること，効果が確実であることが挙げられる．欠点としては，眼圧の高い患者には投与できないこと，前立腺肥大がある患者には（尿道カテーテルが入っている場合においても）投与しにくいこと，電気生理学的検査を行う場合には硫酸アトロピンの影響が出る可能性があること，投与し忘れる可能性があることなどが挙げられる．

▶▶CBAを行うPVの順序を工夫する

Miyazakiらが考案した方法を紹介する[2]．LSPV冷却後に高度徐脈を引き起こすintrinsic ANSはSLGPであるが，SLGPはARGPを経由して洞結節を修飾しているとされる．先にRPVをクライオすることでARGPが冷凍焼灼され，SLGPクライオ時の徐脈が起こりにくくなることを報告している．ARGPはRSPVクライオ時に冷凍焼灼されるが，RSPVに対するクライオアブレーションは右横隔神経麻痺のリスクが相対的に高く，麻痺が起こってしまった場合は横隔ペーシングができないためRIPVを冷却しがたくなってしまう．このため，RIPV→RSPV→LSPVとLIPVの順でクライオアブレーションすることが推奨される（図3）．大変合理的な方法であり，予防のためのカテーテル使用や薬剤投与を削減しうることは利点である．

一方で，稀に徐脈を起こす症例もあるためバックアップペーシングカテー

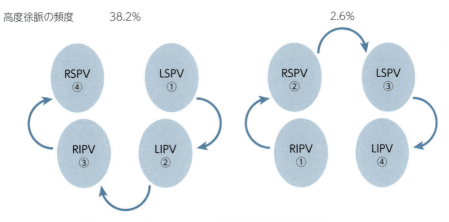

図3 クライオバルーンアブレーションの順序と高度徐脈の頻度

(文献2より引用)

テルを削減してよいとは必ずしも言い切れないこと，ワークフローにひと手間あること(中隔穿刺後クライオシステムを左房に挿入した際は，ワイヤーやachieveカテーテルはLSPVに入っていることがほとんどであり，それをわざわざ選択が最も難しいRIPVに入れ直さなくてはならない)が欠点となる。

本症例のまとめ

- LSPV冷却後の迷走神経反射による高度徐脈は，比較的頻回に認めるが，注意をすれば大事に至ることはない現象である。本項で紹介した3つの方法はいずれも有効であるため，起こってから慌てることがないように，注意を払った上でCBAの手技を実施するようにしたい。

文献

1) Yorgun, et al:Additional benefit of cryoballoon-based atrial fibrillation ablation beyond pulmonary vein isolation:modification of ganglionated plexi. Europace. 2014;16(5):645-51.
2) Miyazaki S, et al:Impact of the order of the targeted pulmonary vein on the vagal response during second-generation cryoballoon ablation. Heart Rhythm. 2016;13(5):1010-7.
3) Nakagawa H, et al:Pathophysiologic basis of autonomic ganglionated plexus ablation in patients with atrial fibrillation. Heart Rhythm. 2009;6(12 Suppl):S26-34.
4) Pappone C, et al:Pulmonary vein denervation enhances long-term benefit after circumferential ablation for paroxysmal atrial fibrillation. Circulation. 2004;109(3):327-34.
5) Pison L, et al:Extracardiac ice formation during cryoballoon technique for atrial fibrillation. Heart Rhythm. 2010;7(10):1518.

(井上耕一)

2章　高周波アブレーション

2-1 持続性心房細動においてlow voltage zoneの焼灼が有効であるのはどのような症例か

発作性心房細動(atrial fibrillation；AF)では肺静脈隔離術(pulmonary vein isolation；PVI)単独で十分な例が大多数であるが，持続性AFにはPVI単独では不十分で，左房本体に存在する基質を焼灼する必要のある症例が相当数存在する。AF基質である心房線維化組織は心房筋の脱落と線維化を特徴とし，electroanatomical mappingでは洞調律(sinus rhythm；SR)時の低電位領域(low voltage zone；LVZ)として表現される[1]。LVZはPVI後の再発予測因子であり[2]，持続性心房細動例においてPVIに続いてLVZをアブレーションすることで洞調律維持率が改善することが知られている[3]。本項ではどのような例でLVZアブレーションが有効であるのかを，症例を呈示しつつ総説する。

症例 63歳，女性。pilsicainide抵抗性の有症候性持続性心房細動による動悸と労作時呼吸困難のため入院直前にDCショックを施行しSRに復した。今回根治目的でカテーテルアブレーションを施行した。抗血栓薬はアピキサバン10mg/日。

アブレーション手技

入室時は洞調律であった。血管内エコーガイドの心房中隔穿刺後に，20極の渦巻き型リング電極(Reflexion™ HD。アボットメディカルジャパン)とNavX™(アボットメディカルジャパン)を用いて洞調律中の左房geometry作成とvoltage mappingを行った。その結果，肺静脈の低電位化と，左房本体では前壁と中隔の一部に限局したLVZを認めた(図1)。LVZの定義は洞調律中の双極電位波高0.5mV以下の領域が左房表面積の10%を超えるものとしているが，本症例では左房表面積の15%を占め，LVZ内と境界部では分裂電位(fractionated potential)を多く認めた。

本症例では，PVIやLVZアブレーションのAFに対する急性効果(徐脈化や停止)を検討するため，心房ペーシングによりAF誘発後にPVIを開始し，PVのentranceおよびexit blockをエンドポイントに両側PVIを前庭部レ

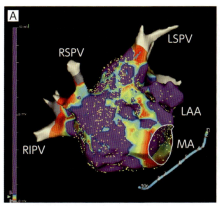
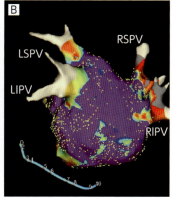

図1 持続性AF例で,洞調律中にNavX™により描出したvoltage maps
A：RAO, B：PA
双極電位波高＜0.5mVを低電位領域（LVZ）と定義している。
LAA：左心耳, LSPV：左上肺静脈, MA：僧帽弁輪, RIPV：右下肺静脈, RSPV：右上肺静脈

ベルで行った。しかし，PVIの完成にもかかわらずAFは心房レートを変えずに持続した。

次の一手としては，①DCで洞調律に復して，control状態もしくはイソプロテレノール静注下にnon-PV firingを誘発し，non-PV firingの発生部位を検索し，同部位を焼灼する方法，②AF中にcomplex fractionated atrial electrogram（CFAE）mappingを行いCFAE部位を通電する方法，③芦原貴司先生（滋賀大学）と筆者らが共同開発した新しいphase mapping systemであるExTRa mapping systemを用いてAFの興奮を検討し，rotorやfocal impulseなどのAF sourceを同定，通電する方法[4]，④SR中に認められたLVZをAF中に焼灼する方法，などが考えられた。

実際の対応

前記①〜④の選択肢の中で，筆者らは④洞調律中に認められたLVZをAF中に焼灼する方法を選択した（図2）。まず，洞調律中に認められていた左心耳基部付近のLVZから通電を開始したところ，LVZ通電3回目にAFは突然停止し心房頻拍（AT）へと変化した。同部の通電前の洞調律中の双極電位波高は0.08mVで波形はfractionationを呈していたため，洞調律時から既に伝導障害を有していた特異部位であったことが示唆された。

このATの興奮をReflexion™ HDとNavX™を用いた興奮マッピングにより検討したところ，前壁に存在するLVZ周囲を時計方向に旋回する興奮を認めた（動画1）。さらにAT中のペーシングでは前壁各所での復元周期（post pacing interval；PPI）が頻拍周期と一致していたが，側壁・下

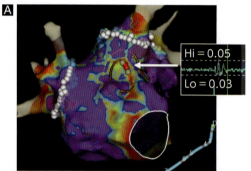
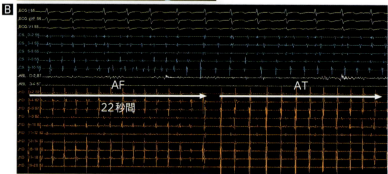

図2 誘発したAF中の肺静脈隔離後の低電位領域（LVZ）アブレーション
A：洞調律中のvoltage map。lesion markersは通電ポイント
B：通電時の心電図と局所電位
LVZでの通電によりAFは停止し，心房頻拍（AT）へと移行した。

壁・中隔ではPPIは頻拍周期より長く，前壁に限局しLVZ周囲を旋回するmacroreentry性ATであると診断した。そこで，ATの興奮旋回を遮断する目的でLVZ左心耳側と左上PVのlesionをつなぐように線状通電を行ったところ，ATは停止し洞調律に復した（図3）。筆者らの手技のエンドポイントは洞調律中に同定したLVZの全面を焼灼することであるが，本症例では前壁と中隔のLVZすべてを焼灼し，前壁と天蓋部にブロックラインを作成した（図4）。最後にイソプロテレノール静注下に高頻度心房ペーシング（200 bpm→300bpm）を行いnon AF/AT inducibilityを確認して手技を終了した。

▶▶LVZアブレーションのポイント

LVZの定義とvoltage mappingの方法

LVZの定義は歴史的には洞調律中の双極電位波高0.5mV以下とされるが，0.5mV以上の部位でも電位がfractionationなどの異常を示す場合もあり，注意が必要である。また，研究によっては電位波高を1.1mVまで含

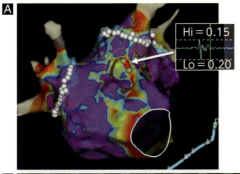
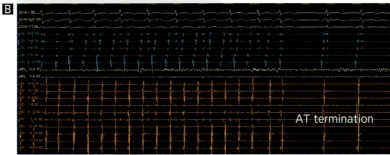

図3 LVZの継続により，AFから移行したATの停止
A：voltage map上の通電部位
B：ATが停止し洞調律に復した際の心電図と局所電位

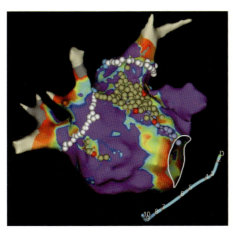

図4 手技終了時における通電ポイントのNavX™上での表示
すべてのLVZが面的に通電されている。

める報告やAF中にLVZを検討した研究もあり，完全に定まったとは言えない。mappingの際の電極間距離も双極電位波高に影響を及ぼすので，筆者らはvoltage mappingに際しては極力電極間距離の短いリング電極やPENTARAY®カテーテルを用い，血管内エコーを活用して電極が左房内膜面にきれいに圧着するように押し当てて電位を記録する。ステラブルシースを介して電極を挿入するのもよい。LVZを認めた場合にはcontact force-sensing catheterを用いて10g前後のcontact forceで同部の電位波高が減少していることを確認するようにしている。なお，20極の渦巻き型電極

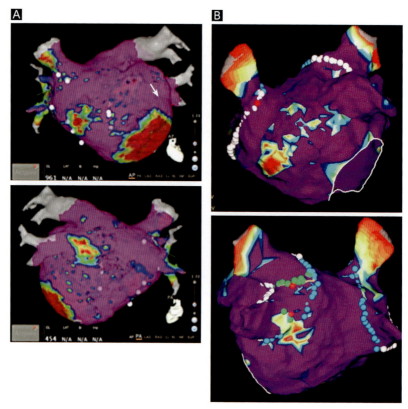

図5 同一症例での異なるシステムのvoltage maps
A：20極の渦巻き型電極であるReflexion™ HDとNavX™を用いて描出したvoltage maps（電極長1mm, 極間1mm）
B：PENTARAY®とCARTO®3を用いて描出したvoltage maps（電極長1mm, 極間2mm）
両者で描出されたLVZはほぼ同一であった。

であるReflexion™ HDとNavX™を用いて描出したvoltage mapsと，同一症例で再度PENTARAY®とCARTO®3システムを用いて描出したvoltage mapsを4例で比較したが（図5），両者にはLVZの分布・サイズに差を認めず，いずれのシステムでvoltage mappingを行ってもよいと思われた。

LVZが認められない場合の対処

STAR-AF II[5]をはじめとした諸臨床研究により持続性AFや長期持続性AFにおいてPV隔離単独でも約半数の症例がSRを長期に維持できることが示されている。PVがAFの発生部位であるばかりでなく，基質としても働き，PV隔離により発生および維持の双方の機序が破壊されるためと思われる。実際，筆者らはAFの持続期間にかかわらず左房にLVZが認められない症例では，PVI単独（＋non-PV fociの焼灼および三尖弁下大静脈間の

線状通電)で十分であることを示した[3]。最近報告されたLVZアブレーションと段階的アプローチを比較検討したrandomized controlled trialであるSTABLE-SR研究[6]でも，持続性AFの約半数の例では左房にLVZが認められないが，そのような例ではPVI単独で十分満足できる成績が示されている。

どのような症例がLVZアブレーションに適しているか？ ─LVZアブレーションの注意点

筆者らが行ったLVZ（88例）での検討では，65例（74％）で主に左房前壁・中隔に限局してLVZを認め，その面積は左房表面積の20％前後を占めていた。14例（16％）では左房前壁を中心に中隔・天蓋部・左心耳・側壁などの広範囲に分布し，多くの例で左房表面積の30％以上を占めていた。残る9例（10％）では，前壁以外の後壁などに限局したLVZを認めた。

LVZアブレーションに関してはRolfらのグループが初めて，左房にLVZを有するAF例においてLVZのアブレーションを行うことで慢性期SR維持率が改善することを報告した[7]。筆者らも2016年に，LVZを有する持続性AF例において，PV隔離に加えてLVZを面的に焼灼することでSR維持率が改善し，左房にLVZがないためPVI単独で手技を終了した成績良好群と同程度まで成績が改善することを報告した[3]。2017年に発表された6つの研究をまとめたメタ解析[8]では，LVZアブレーションにより慢性期のSR維持効果が改善し，手技に関する合併症は増えないことが示された。

では，どの程度のLVZが認められたらLVZアブレーションの適応となるのであろうか。筆者らは，LVZが左房表面積10％以上の場合にはPVIに続いてLVZアブレーションを行っている。一方，30％以上の場合では全面焼灼は難しく，再発率も比較的高い。特に前壁に広くLVZが存在する例では，左房前壁にブロックラインを作成したことによる左心耳の伝導遅延，右房−左房間の伝導経路であるバッハマン束（Backmann's bundle）の切断，左側速伝経路による房室伝導障害などの合併症が生じる可能性があり，注意を要する。

本症例のまとめ
- LVZを有する薬剤抵抗性の有症候性持続性心房細動に対して，誘発したAF中に行ったPVIではAFが停止せず，引き続きLVZアブレーションを行いSRが得られた症例である。LVZアブレーションに際しては注意深いvoltage mapping，LVZの確認，種々の注意点を理解した慎重なアブレーションが求められる。

文　献

1) Miyamoto K, et al：Bipolar electrogram amplitudes in the left atrium are related to local conduction velocity in patients with atrial fibrillation. Europace. 2009；11(12)：1597-605.
2) Yamaguchi T, et al：Long-term results of pulmonary vein antrum isolation in patients with atrial fibrillation：an analysis in regards to substrates and pulmonary vein reconnections. Europace. 2014；16(4)：511-20.
3) Yamaguchi T, et al：Efficacy of Left Atrial Voltage-Based Catheter Ablation of Persistent Atrial Fibrillation. J Cardiovasc Electrophysiol. 2016；27(9)：1055-63.
4) Sakata K, et al：Not all rotors, effective ablation targets for nonparoxysmal atrial fibrillation, are included in areas suggested by conventional indirect indicators of a drivers：ExTRa Mapping project. J Arrhythm. 2018；34(2)：176-84.
5) Verma A, et al：Approaches to catheter ablation for persistent atrial fibrillation. N Engl J Med. 2015；372(19)：1812-22.
6) Yang B, et al：for STABLE-SR Investigators* STABLE-SR(Electrophysiological Substrate Ablation in the Left Atrium During Sinus Rhythm)for the Treatment of Nonparoxysmal Atrial Fibrillation：A Prospective, Multicenter Randomized Clinical Trial. Circ Arrhythm Electrophysiol. 2017；10(11). pii：e005405.
7) Rolf S, et al：Tailored atrial substrate modification based on low-voltage areas in catheter ablation of atrial fibrillation. Circ Arrhythm Electrophysiol. 2014；7(5)：825-33.
8) Blandino A, et al：Left Atrial Substrate Modification Targeting Low-Voltage Areas for Catheter Ablation of Atrial Fibrillation：A systemic Review and Meta-Analysis. Pacing Clin Electrophysiol. 2017；40(2)：199-212.

（土谷　健）

動画で見る本症例のポイント

（動画は電子版に収載されています）

- 誘発されたAF中のLVZアブレーションにおける数点の通電によって移行したAT興奮のpropagation mapの動画を示す（動画1）。図はRAOより左房を見たもので，左房前壁の低電位領域の周囲を時計方向に旋回し，後壁では下から上，かつ右から左に向かう興奮が認められた。

2-2 非発作性心房細動においてrotorアブレーションが有効と思われるのはどのような症例か

▶▶非発作性心房細動アブレーションの現状

　発作性（7日未満で自然停止）の心房細動に対するカテーテルアブレーションとしては肺静脈隔離術（pulmonary vein isolation；PVI）が確立されている。一方，持続性（7日以上1年未満持続）または長期持続性（1年以上持続）の非発作性心房細動に対しては，PVIのみでは不十分である[1~3]。それは，心房に広く分布する心房細動維持基質を治す必要があるためである（図1）。

　心房細動の基本メカニズムは，rotorあるいはspiral wave reentryと呼ばれる不安定な渦巻き型の機能的リエントリーである[4,5]。そのため，アブレーションの現場では最新の3次元ナビゲーションシステムを用いても，心房頻拍のときのように心電図同期下にリエントリー回路を描くことができない。心房細動下に分裂電位[6]（complex fractionated atrial electrogram；CFAE）や優位周波数[7]（dominant frequency；DF）を記録

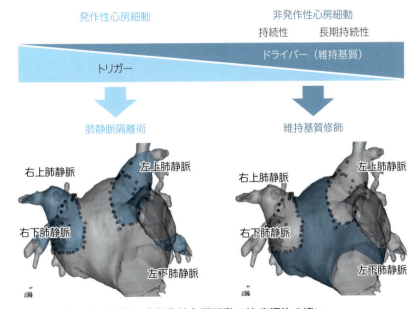

図1　発作性心房細動と非発作性心房細動の治療標的の違い

したり，洞調律下に低電位領域[8](low voltage area；LVA)をマッピングしたりして，仮にそうした心内心電図の特徴を示す領域に対するアブレーションが有効であったとしても，それらはrotorの存在を示唆する間接的な指標にすぎず，rotorに基づく心房細動の駆動機構(driver)の存在を直接的に確認できるものではない．実際，そのような指標を治療標的にしても，追加的効果がなかったとの報告もある[9]．

では，非発作性心房細動アブレーションは諦めざるをえないのか？ 否である．脳梗塞予防や生命予後改善[10]の観点からも，新たな治療戦略を開拓する意義は大きい．

▶▶国外におけるrotorアブレーションの試みと限界

そのような中，rotorを直に観察することで非発作性心房細動の維持基質を探ろうとする試みが始まった[11,12]．ただ，実のところ，あまり期待通りの長期成績は出ていない[13]．一見，長期成績が良さそうでも，登録された心房細動の持続期間が1年未満と短かったり，医原性心房頻拍による再発が多かったりして[14]，なかなか期待通りの結果が出ていないのである．心房におけるrotorマッピングには4シグナル/cm^2以上のシグナル密度が望ましいとされるが[15]，これまでのrotor映像化システムは1～3シグナル/cm^2と低く，オフライン解析のためリアルタイム性にも限界があった[11,12]．

▶▶ExTRa Mapping™ガイド下アブレーション

このような状況をふまえ，最近，当施設では世界初のオンライン・リアルタイム臨床不整脈映像化システム［ExTRa Mapping™，日本光電工業］(図2)を産学連携により開発した[16]．直径2.5cmの渦巻き型20極カテーテル［Reflexion™ HD，アボットメディカルジャパン］で心内心電図を記録し，*in silico*解析で算出した活動電位と，特化型人工知能で補完したシグナルに基づき，オンライン解析で瞬時に不整脈を映像化するシステムである．心電図同期を必要とせず，シグナル密度も8シグナル/cm^2と高いことから，心房細動中の不規則な興奮伝播にも対応できる．なお，映像化領域の把握と，電位波高(voltage)やCFAEなどのマッピングには，EnSite NavX™システム［アボットメディカルジャパン］を用いた．

筆者らは，このExTRa Mapping™を非発作性心房細動の患者に適用して，わが国で初めてのrotorアブレーションを実施した[16]．その経験をふまえ，本項ではrotorアブレーションの有効例をいくつか紹介する．

| 症例 1 | 56歳,男性。目立ったリスクファクターや家族歴はないが,6年前から続く長期持続性心房細動がある(図3A)。その時点で実施した初回アブレーションでは,PVIと下大静脈-三尖弁輪間峡部(cavotricuspid isthmus;CTI)に対する線状焼灼を行った。|

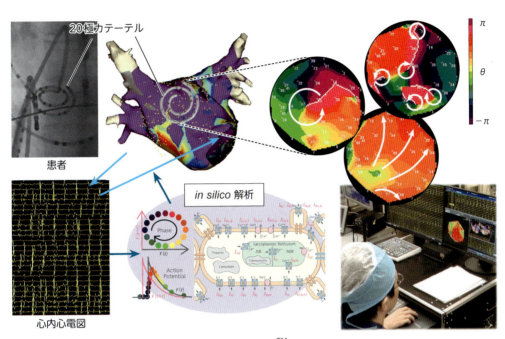

図2　臨床不整脈映像化システム:ExTRa Mapping™

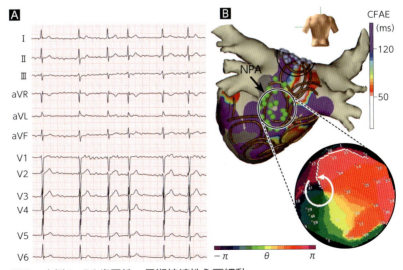

図3　症例1:56歳男性,長期持続性心房細動
A:12誘導心電図
B:CFAEマッピングとExTRa Mapping™

これまでのアブレーション手技

初回アブレーション時には，左房に明らかなLVA（＜0.5mV）はなく，冠静脈洞の遠位部と近位部および右房の高位と低位の4箇所にて，最短ペーシング周期180msまでの高頻度刺激を行い，心房細動が誘発されないことを確認してセッションを終了した．しかし，1カ月後には持続性心房細動が再発した．

その翌年に施行した2回目のアブレーションでは，左上肺静脈とCTIの再発に対し，追加焼灼を行った．前回と同様に，LVAも心房細動の誘発性もなかったが，20日後にまたもや持続性心房細動が再発した．

今回のアブレーション手技

さらにその翌年には3回目のアブレーションを施行したが，PVIとCTIに再発を認めなかったため，ExTRa Mapping^{TM}を適用した．左房を13領域にわけてマッピングし，rotorを検出した（図3B，動画1）．5秒記録のうちrotorを検出した時間の割合（non-passive ratio；％NP）が74〜82％と高かった5領域（non-passively activated area；NPA）を，dragging techniqueで巣状に焼灼した．同時にCFAEマッピングも行い，NPA5領域のうち3領域がCFAE領域であることは確認したが，アブレーション標的の選定にCFAEの有無は参考にしていない．

なお，観察されたrotorのすべてが心房細動driverというわけではない．非発作性心房細動をリアルタイムで観察した筆者らの研究[16]では，定在rotorはまったく見当たらず，検出されたのは，心房内をさまよい動くmeandering型，または複数の興奮波が分裂と融合を繰り返すmultiple wavelets型のrotorであった．そこで筆者らは，そのようなrotor頻出領域（％NPの高い領域）を心房細動driverとしての役割を担っている領域と考え，アブレーション標的とした．

ミニマル焼灼法

当施設における焼灼法としては，「ミニマル焼灼法」を提案し実践している[16]．おそらく国内外のどのアブレーション実施施設でも，心房を局所電位が消えるまで"しっかりと焼灼"したあと，難治性心房頻拍が出現した苦い経験がおありではなかろうか．筆者らは，それとは逆の論法"しっかりとは焼灼しない"，すなわち局所電位が残るくらい弱いが，rotor修飾に必要な最低限（ミニマル）の焼灼をめざす方法をとっている．

本症例でもそのミニマル焼灼法で，心房頻拍の新たな基質をつくらないように配慮した．焼灼エンドポイントは心房細動の停止ではなく，焼灼領域に

おけるrotor存在確率（％NP）の低下とした（再マッピングで焼灼領域の平均％NPは27ポイント低下）。本症例では電気的除細動後に心房細動の誘発性がないことを確認してセッションを終了した。

その後の外来フォローアップでは，数カ月以上にわたり洞調律が維持されており，医原性の心房頻拍も認めていない。

| 症例 2 | 77歳，男性。28歳より発作性心房細動を指摘されていたが，68歳のとき，それに対する初回アブレーションとしてPVIとCTIを施行した。 |

これまでのアブレーション手技

初回アブレーション後すぐに再発したため，69歳のとき施行した2回目のアブレーションにて，肺静脈を再隔離したほか，左房後壁のbox隔離，そして左下肺静脈と僧帽弁輪をつなぐ僧帽弁峡部に対する線状焼灼を追加した。その後しばらくは洞調律が維持されたが，74歳から発作性心房細動が再発するようになり，11カ月前からは持続性となったため，3回目のアブレーションを施行することとなった。

今回のアブレーション手技

持続性心房細動は電気的除細動に抵抗性であったため，ExTRa Mapping™を適用した。左房を14領域にわけてマッピングし，meandering型またはmultiple wavelets型のrotorを検出した（図4A，動画2）。％NPが58〜76％と高かったNPA5領域のうち2領域のみがCFAE領域であることを確認したが，本症例でも同様に，アブレーション標的の選定にCFAEの有無は参考にしなかった。

興味深いことに，前回のPVIやbox隔離は再発しておらず，NPA5領域はbox隔離の外に位置していた。そのNPA5領域に対するミニマル焼灼で電気的除細動が可能となったため，洞調律下にvoltageマッピングを施行したところ，左房全体に＜1.0mVのLVAが拡がっていた（図4B）。

本症例は，その後16カ月以上にわたり洞調律が維持されており，医原性の心房頻拍も認めていない。

| 症例 3 | 66歳，女性。2年2カ月にわたり持続した長期持続性心房細動に対し，初回アブレーションを実施した。 |

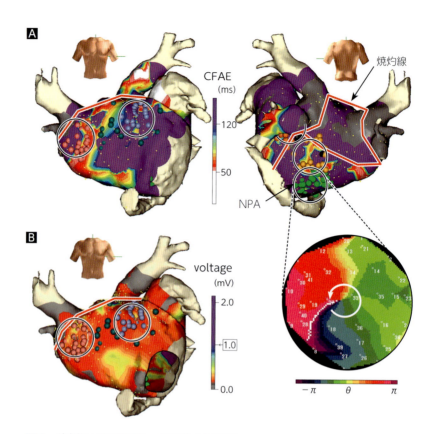

図4 症例2：77歳男性，持続性心房細動
A：CFAEマッピングとExTRa Mapping™
B：voltageマッピング

今回のアブレーション手技

　　　　PVIとCTIでは心房細動が停止せず，電気的除細動後も容易に心房細動が誘発され持続したため，ExTRa Mapping™システムを適用した。なお，voltageマッピングは電気的除細動後に洞調律下で施行し，CFAEマッピングは心房細動下にExTRa Mapping™と同時施行した。

　　　　注目すべきは左房前壁で，LVA（＜0.5mV）が拡がっていたが（図5A左），明らかなCFAE領域はなかった（図5B）。一方，左房後壁にはLVAがほとんど見当たらず（図5A右），CFAE領域も皆無であった（図は割愛）。

　　　　このとき筆者らは，LVA分布から左房前壁にrotorが多いと予想したのだが，ExTRa Mapping™システムで左房を16領域にわけてマッピングしたところ，％NPが51～82％と高かったNPA4領域のうち，最高％NP（82％）の領域を含む2領域が左房後壁であった（図5A，動画3）。

　　　　このNPA4領域に対してミニマルな焼灼をしたところ，焼灼中に心房細動が停止することはなかったが，電気的除細動後に冠静脈洞からの高頻度刺激で誘発された心房細動が数分以内に自然停止するようになり，持続性の低

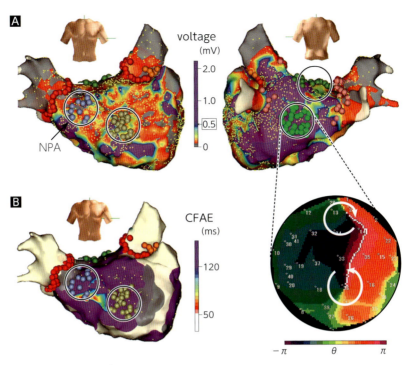

図5 症例3：66歳女性，長期持続性心房細動
A：voltageマッピングとExTRa Mapping™
B：CFAEマッピング

下が認められたため，セッションを終了した。

本症例は，その後1年以上にわたり洞調律が維持されており，医原性の心房頻拍も認めていない。

▶▶rotorアブレーションを考慮するポイント

本項では，心房細動中にExTRa Mapping™で検出したNPA（rotor頻出領域）をミニマル焼灼したrotorアブレーション[16]を紹介した。筆者らは，このような非発作性心房細動（持続期間は平均38カ月）に対するrotorアブレーションを30例以上経験し，平均9カ月のフォローアップで非再発率は約80％と高かった。

他のrotorマッピング装置や焼灼法を用いた経験がないので，rotorアブレーションが有効となるケースについて明確な答えを持ち合わせているわけではないが，以下のようなポイントは念頭に置いておくとよいと思われる。

PVIのみでは根治されなかった場合

非発作性心房細動の20〜60％はPVIのみで根治される[1〜3, 9]。決して満

足のいく成績ではないが，中には長期持続性心房細動があまり含まれていない報告[14]もあり，実臨床では数字で示されるよりもPVIのみでの根治は難しいと言える。

筆者らの研究[16]では，PVIのみで根治された非発作性心房細動の多くは，持続期間が2年未満（平均17カ月）であった。一方，症例1のように，PVI後も再発を繰り返すような非発作性心房細動は，持続期間が2年以上（平均38カ月）のものが多かった。本結果は，持続期間が2年以上の長期持続性心房細動ではPVI有効性が低下することを示したTilzらの報告[1]と矛盾しない。

ただし，個々の症例でみれば，持続期間が2年未満のPVI無効例や，持続期間が2年以上のPVI有効例も少なくないため，rotorアブレーションの適応は，まずPVI有効性の有無で判断すべきであろう。

box隔離でも根治されなかった場合

症例2のように，box隔離をしても心房細動が持続するときは，その隔離領域外に心房細動driverの存在を疑うことになる。

心房細動driverの間接的指標では治療標的を絞り込めなかった場合

心房細動driverを間接的に反映する（と考えられている）CFAEなどの指標を標的とするアブレーションの有効性は，複数の臨床研究で示されてきた[6~8]。しかし，それらの間接的指標で治療標的を絞り込めない場合は，rotorのリアルタイム映像化が一助となる。実際，前述の3症例のように，間接的指標の記録部位と実際のrotorの位置が一致しないことはしばしば経験される。

左房壁に対する焼灼歴がない場合

CFAEアブレーションのような左房壁そのものに対する焼灼歴があると，散在する低電位領域のため，rotorがうまくマッピングできないことがある。また，過去の焼灼領域がrotorの維持基質になっていると，ミニマル焼灼法[16]も使えない。2回目以降のセッションにrotorアブレーションを考慮するのであれば，初回セッションでは，再発したときのことも考えて，左房壁そのものに対する焼灼は極力控えるべきである。

非発作性心房細動のアブレーション適用基準を満たしている場合

そもそも非発作性心房細動に対するアブレーション適用基準は満たしているかどうかは考慮しておきたい。基本的には日本循環器学会のガイドライン（2019年改訂予定）に沿った形で，海外のガイドライン[17]やステートメント[18]

を参考に，アブレーションの経験と環境に鑑みて，病院施設ごとに基準を設けるのがよいと考える．参考までに，当施設では主に下記項目を組み入れの目安にしている．

- ・有症候性である
- ・心不全傾向がある
- ・強い根治希望がある
- ・75歳以下である（身体状況から＋3歳まで柔軟に対応）
- ・中等度以上の僧帽弁疾患がない
- ・中等症以上の肥大型心筋症がない
- ・洞不全症候群がない

また，極端に長い心房細動持続期間，極端に大きな左房径，抗不整脈デバイス，透析歴，家族歴（遺伝的素因）などがあれば除外することもある．

▶▶rotorアブレーションの適用

rotorアブレーションは，PVI抵抗性で過去に左房壁に対する散在的な焼灼歴のない非発作性心房細動に適用するのが望ましい．そのほか，心房壁の部分隔離で根治されなかったり，心房細動driverの間接的指標で治療標的を絞り込めなかったりする場合にも，rotorアブレーションを考慮してよい．ただし，rotorのマッピング方法や焼灼法に確立されたものはなく，さらなる研究が求められる．

文献

1) Tilz RR, et al:Catheter ablation of long-standing persistent atrial fibrillation:5-year outcomes of the Hamburg Sequential Ablation Strategy. J Am Coll Cardiol. 2012;60(19):1921-9.
2) Ganesan AN, et al:Long-term outcomes of catheter ablation of atrial fibrillation:a systematic review and meta-analysis. J Am Heart Assoc. 2013;2(2):e004549.
3) Romero J, et al:Catheter Ablation for Long-Standing Persistent Atrial Fibrillation. Methodist DeBakey Cardiovasc J. 2015;11(2):87-93.
4) Moe GK:On the multiple wavelet hypothesis of atrial fibrillation. Arch Int Pharmacodyn Ther. 1962;140:183-8.
5) Ikeda T, et al:Induction of meandering functional reentrant wave front in isolated human atrial tissues. Circulation. 1997;96(9):3013-20.
6) Nademanee K, et al:A new approach for catheter ablation of atrial fibrillation:mapping of the electrophysiologic substrate. J Am Coll Cardiol. 2004;43(11):2044-53.
7) Sanders P, et al:Spectral analysis identifies sites of high-frequency activity maintaining atrial fibrillation in humans. Circulation. 2005;112(6):789-97.

8) Rolf S, et al:Tailored atrial substrate modification based on low-voltage areas in catheter ablation of atrial fibrillation. Circ Arrhythm Electrophysiol. 2014;7(5):825-33.
9) Verma A, et al:Approaches to catheter Ablation for Persistent Atrial Fibrillation. N Engl J Med. 2015;372(19):1812-22.
10) Marrouche NF, et al:Catheter Ablation for Atrial Fibrillation with Heart Failure. N Engl J Med. 2018;378(5):417-27.
11) Narayan SM, et al:Treatment of atrial fibrillation by the ablation of localized sources:CONFIRM (Conventional Ablation for Atrial Fibrillation With or Without Focal Impulse and Rotor Modulation) trial. J Am Coll Cardiol. 2012;60(7):628-36.
12) Haissaguerre M, et al:Noninvasive panoramic mapping of human atrial fibrillation mechanisms:A feasibility report. J Cardiovasc Electrophysiol. 2013;24(6):711-7.
13) Buch E, et al:Long-term clinical outcomes of focal impulse and rotor modulation for treatment of atrial fibrillation:A multicenter experience. Heart Rhythm. 2016;13(3):636-41.
14) Knecht S, et al:Multicentre evaluation of non-invasive biatrial mapping for persistent atrial fibrillation ablation:the AFACART study. Europace. 2017;19(8):1302-9.
15) Rappel WJ, et al:Theoretical considerations for mapping activation in human cardiac fibrillation. Chaos. 2013;23(2):023113.
16) Sakata K, et al:Not all rotors, effective ablation targets for nonparoxysmal atrial fibrillation, are included in areas suggested by conventional indirect indicators of atrial fibrillation drivers:ExTRa Mapping project. J Arrhythm. 2018;34(2):176-84.
17) January CT, et al:2014 AHA/ACC/HRS guideline for the management of patients with atrial fibrillation:a report of the American College of Cardiology/American Heart Association Task Force on practice guidelines and the Heart Rhythm Society. Circulation. 2014;130(23):e199-267.
18) Calkins H, et al:2017 HRS/EHRA/ECAS/APHRS/SOLAECE expert consensus statement on catheter and surgical ablation of atrial fibrillation. Heart Rhythm. 2017;14(10):e275- e444.

(芦原貴司)

動画1で見る症例1のポイント

(動画は電子版に収載されています)

- ExTRa Mapping™システムによる5秒間の記録。
- 白線が興奮波前面で，暖色系が興奮領域，寒色系が興奮間隙の位相を示す。
- 前半はmultiple wavelets型，後半はmeandering型のrotorが観察された。
- この領域はかなり複雑な興奮伝播であるが，CFAE領域ではなかった。

動画2で見る症例2のポイント

(動画は電子版に収載されています)

- rotor存在確率(%NP)が最高の76%を示した領域のExTRa Mapping™動画。
- meandering型とmultiple wavelets型が複雑に入り乱れるrotorが観察された。
- box隔離の外で検出されたrotor頻出領域は治療標的として有効であった。

動画3で見る症例3のポイント

(動画は電子版に収載されています)

- rotor存在確率(%NP)が最高の82%を示した領域のExTRa Mapping™動画。
- rotor頻出領域はLVAでもCFAE領域でもない左房後壁にあった。
- 旋回は時計方向→8の字→反時計方向→8の字→時計方向と変化した。
- LVAやCFAE領域の情報だけで治療標的を絞り込むのは難しい可能性あり。

2-3 心内膜側からの通電にて僧帽弁峡部のブロック作成に難渋する場合の対処法は？

▶▶僧帽弁峡部アブレーションの基本（心内膜側からの通電）

　持続性心房細動症例や僧帽弁輪周囲回旋型心房頻拍症に対する治療法として用いられる僧帽弁峡部アブレーションであるが，一般的には左下肺静脈下端から僧帽弁輪へかけて線状焼灼を施行し，同部位の完全伝導ブロックを目標とする手技である。左下肺静脈下端の位置は解剖学的にほぼ決定されるが，僧帽弁輪のどこから線状焼灼を行うかは術者が決定しなくてはならない。

　アブレーションカテーテルが操作しやすい部位から開始することが多く，僧帽弁輪4～5時の位置となる。そこからドラッギング法であれ，point by point法であれ，連続した焼灼による伝導ブロックラインの作成をめざす。心内膜側からの通電にてブロックラインが完成しない場合の対処法としては，次の4つが挙げられる。

　①冠状静脈洞に沿って左房下壁を焼灼する
　②シースを変更する
　③冠状静脈洞内を焼灼する
　④焼灼部位を変更する

　これらを臨機応変に用いることによって，僧帽弁峡部アブレーションの成功率は90％を超えることが可能となる。僧帽弁峡部アブレーションと右心房での下大静脈三尖弁輪間峡部アブレーションとの大きな違いのひとつであり，困難な手技のひとつになっている理由として，冠状静脈洞の存在が挙げられる。冠状静脈洞内にも伝導能を有する固有心筋が存在するため，前記の焼灼方法や心内膜側からの焼灼だけではブロックが形成されないこともしばしば経験する。この冠状静脈洞を含めた複雑な伝導をどのように離断できるかが，僧帽弁峡部アブレーション成功の鍵となる。

▶▶冠状静脈洞に沿って左房下壁を焼灼する

冠状静脈洞に沿った焼灼（peri-coronary sinus ablation）は，左房と冠状静脈洞の電気的交通を離断することが目的のひとつである。この方法により，僧帽弁峡部心室側における心内膜側の伝導の離断をより有効に行うことができる。冠状静脈洞を心房から完全に隔離することも可能ではあるが，困難な場合が多い。具体的には，アブレーションカテーテルを左上肺静脈入口部付近から僧帽弁に沿って右下肺静脈入口部付近まで挿入し，徐々にドラッギングしながら連続焼灼を行う。右下肺静脈入口部から35～40Wで通電を開始し，アブレーションカテーテル電位が減高することを確認しながら，おおよそ1箇所20秒ほどの通電にてカテーテルを移動させていき，左心耳入口部下端付近まで（LAOにて3時くらいの位置）焼灼を行う（図1）。

また，本法は僧帽弁峡部アブレーションのデザインを決めるのにも有用である。心内膜側から冠状静脈洞辺縁焼灼を行うと，冠状静脈洞内の伝導が障害され，伝導遅延部位（gap）が形成されることが多い（図2）。このgapが

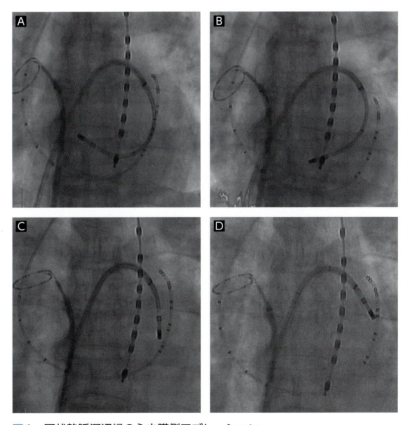

図1　冠状静脈洞辺縁の心内膜側アブレーション
左上肺静脈のほうから右下肺静脈方向へアブレーションカテーテルを挿入し（A），ドラッギング法にて徐々に手前側に引いていきながらアブレーションを行う（B～D）。

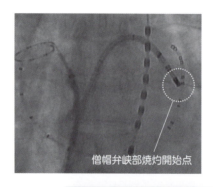

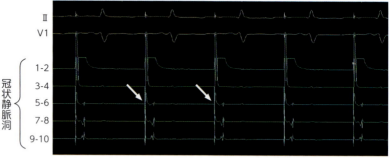

図2 冠状静脈洞辺縁焼灼を行ったあとの冠状静脈洞興奮順序
冠状静脈カテーテル5-6の位置に遅延伝導と思われるgapが認められる(矢印)。この遅延伝導を確認できた部位からの焼灼が好ましい。

認められているところは，冠状静脈洞内の伝導が障害されやすい部位であることを示していると考えられるため，この部位より僧帽弁峡部アブレーションを開始することでブロック形成がよりしやすくなると考えられる。

▶▶シースを変更する

　肺静脈隔離術と併せて施行されることが多いため，僧帽弁峡部アブレーションも肺静脈隔離術に用いられるシースを使用して行われることが多くなる。一般的に肺静脈隔離術は，SL0™などの固定シース(非可変式シース)を用いて行われるが，同様のシースを用いる場合，僧帽弁峡部アブレーションでは難渋することが多くなってしまう。これは，僧帽弁峡部が心房中隔から最も遠いところに位置しており，安定したアブレーションカテーテルの操作および固定が難しいことに起因する。

　アブレーションカテーテルを安定させるためのひとつの対策として，アブレーションカテーテルをサポートするシースを可変式シースに変更する方法がある。シースが可変式になることで，アブレーションカテーテルを自由な角度で操作することが可能となる。特に，僧帽弁峡部アブレーションにおいて焼灼に難渋する僧帽弁輪付近に対しても，その操作性および安定性は

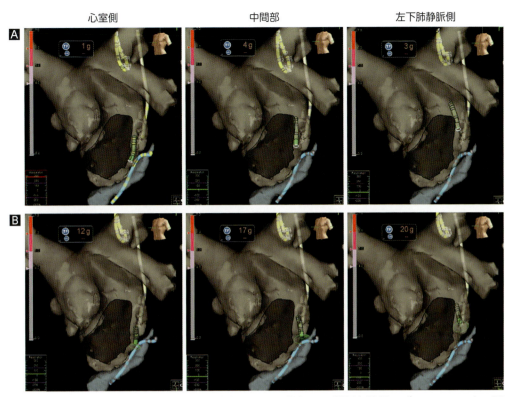

図3 固定型シース（A）と可変式シース（B）を用いて施行した僧帽弁峡部アブレーション中の組織へのコンタクト力

左から心室側，中間部そして左下肺静脈側であるが，どの位置でも可変式シースを用いたほうが良好なコンタクト（10〜20g）が得られていることがわかる。

非可変式シースでサポートしている場合と比較して高いものが得られる。実際に，心筋組織へのコンタクトフォースを計測すると，非可変式シースに比較して明らかに高く安定した値が得られていることがわかる（図3，動画1，2）。また，可変式シースは僧帽弁峡部アブレーションの成功率を明らかに高くすることも報告[1]されており，心内膜側からの通電は最初から可変式シースを用いて行うことも多い。

可変式シースで注意したいのは，その安定性の高さゆえの心房組織への過剰なコンタクトフォースである。特に何度も同じ部位を通電している場合は，組織も脆弱化している可能性も考えて適度なコンタクトフォース（10〜30g程度）にて通電を行うことが望ましい。

▶▶冠状静脈洞内を焼灼する

冠状静脈洞内には固有心筋が存在する。心内膜側の通電だけでは冠状静脈洞内の固有心筋（musculature）を焼灼離断することが難しく，特にコンタ

クトフォースが十分でない場合は顕著である。可変式シースを用いた心内膜側の通電で僧帽弁峡部の伝導ブロックが完成しない場合，冠状静脈洞内にアブレーションカテーテルを挿入し焼灼を行う。これは冠状静脈洞固有心筋の焼灼を行うためであり，心外膜側の伝導を焼灼すると言い換えることもできる。その焼灼は，ポイントで施行することも可能であるが，僧帽弁輪側の心内膜側の通電部位周辺を焼灼する。

僧帽弁峡部アブレーションは，心内膜側では35～40Wのエネルギーを用いることが多いが，冠状静脈洞内では20～25Wに出力を下げて焼灼を行う。これは，冠状静脈洞という限られた狭いスペースでアブレーションを行う際には，急激な過加熱によるポップ現象を避けるためである。特にイリゲーションカテーテルを用いる場合は，冠状静脈洞の分枝にカテーテルが挿入されたような状態でも通電することが可能でアブレーションカテーテルのチップが過熱されやすいため，ポップ現象を誘発しやすくなる。冠状静脈洞内でポップ現象が生じると，出血し心タンポナーデを発症することも考えられるため，血管径が狭い場所や分枝にカテーテルが挿入されていないかどうか，アブレーションカテーテル先端のチップの抵抗値を通電前に確認する。通常よりも高い抵抗値を示した場合は，20Wの低出力で通電を行うか，抵抗値が通常の値になる場所まで通電を開始しないほうが好ましい。

また，コンタクトフォースを計測できるイリゲーションカテーテルを用いている場合は，コンタクトフォースの値だけでなくその向き（ベクトル）にも注意をする。すなわち，カテーテルが心筋側に向いているかどうかを確認してから通電を開始し（図4），冠状静脈洞内のカテーテル操作に慣れていないうちはドラッギング法ではなく，通電中にカテーテルを動かさず，point by point法で一通電ずつ行っていくほうが安全である。3次元マッピングシステムにてアブレーションカテーテルの向きが確認できない場合は，透視

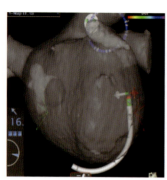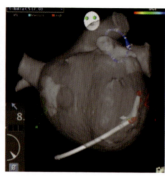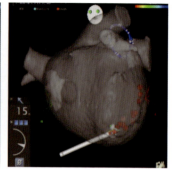

図4　3次元マッピングシステムによるベクトル確認
冠状静脈洞内を通電する際は，透視画像だけでなく3次元マッピングシステムにて心筋側にアブレーションカテーテルのコンタクトフォースベクトルが向いてることを確認するのが好ましい。

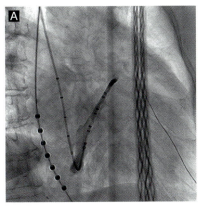
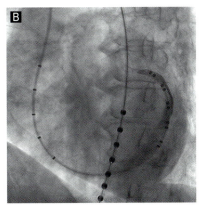

図5 冠状静脈洞内に挿入した電極カテーテルを用いた冠状静脈洞造影
A：右前斜位，B：左前斜位

画像にて左前斜位（LAO45〜60°）にてカテーテルが心外膜側に向いていないかどうかを確認することが可能である。また，症例によって冠状静脈洞の走行や太さといった解剖は様々であり，できることなら通電前に冠状静脈洞造影（図5）を施行しておくとアブレーションカテーテルの操作も安全性高く行うことができる。

▶▶焼灼部位を変更する

　一般的に施行される僧帽弁峡部アブレーションでは，僧帽弁の4〜5時の位置から開始し，左下肺静脈下端まで線状に焼灼を行う。最初に決めた焼灼ラインにてブロックが完成しない場合は，焼灼部位自体の位置を変更することも有効な手段のひとつである。心房電位が消失しているにもかかわらず，同じ部位を何度も通電するようなことは極力避けるべきである。脆弱化している組織に過剰な焼灼を加えることは，心タンポナーデのリスクを上げることになるため，2〜3回の通電にてブロックが完成しない場合は焼灼部位の変更をすることが望ましい。

　この焼灼部位の変更の際に注意しなくてはならないことのひとつとして，食道との位置関係がある。左肺静脈付近を食道が走行している症例では，食道への通電影響が懸念されるため食道上を焼灼しないようなラインを考えなくてはならない。

　また，後壁から側壁の僧帽弁輪部から左下肺静脈への部分を一般的に僧帽弁輪峡部と呼ぶことが多いが，僧帽弁輪前壁から右上肺静脈にかけて線状焼灼を行う方法もあり，通常の僧帽弁峡部アブレーションが難渋する症例においては，この前方焼灼部位に変更することも有効である。ただし，この手法では

バッハマン束が離断されるため，洞調律時の心房興奮順序が大きく変わってしまう可能性や，肺静脈隔離術を含め左房後壁が広範囲に焼灼されている症例に前壁線状焼灼を施行すると，左房側壁が左心耳を含めて電気的に隔離される可能性もあるため，十分に注意を払って焼灼を行うかどうかを決定する必要がある。

▶▶まとめ

　これらの焼灼方法の工夫において特に決まった順序はなく，冠状静脈洞辺縁の焼灼に際しても，シースを変更したほうが安定した焼灼が可能な場合が多い。逆に，冠状静脈洞内の焼灼に際しては，可変式シースのサポート下では過剰なコンタクトがかかり，冠状静脈洞損傷そして心タンポナーデにより注意を払う必要が出てくる。

　また，広範囲の後壁における僧帽弁峡部アブレーション後に前壁側の峡部アブレーションを行うと，左房の広範囲が電気的に隔離されることも十分あるため，それぞれをバランス良く組み合わせながら焼灼を行うことが望まれる。

文献

1) Matsuo S, et al:Completion of mitral isthmus ablation using a steerable sheath: prospective randomized comparison with a nonsteerable sheath. J Cardiovasc Electrophysiol. 2011;22(12):1331-8.

（松尾征一郎）

動画で見る本症例のポイント

（動画は電子版に収載されています）

- 通常の固定式シースを用いた場合，アブレーションカテーテルが呼吸や心臓の拍動で安定せずコンタクト力も低くなることが多い(動画1)。
- 可変式シースを用いると，アブレーションカテーテルの安定が適度なコンタクト力とともに得られることがわかる(動画2)。

2-4 コンタクトフォースガイド下拡大肺静脈隔離において，ライン上で隔離を達成するのが困難な場合の対処法は？

▶▶コンタクトフォースガイド下拡大肺静脈隔離術

　高周波カテーテルアブレーション（radiofrequency catheter ablation；RFCA）による肺静脈隔離術は3Dナビゲーションシステムの導入により，個別隔離だけではなく拡大肺静脈隔離が可能となった。それまでのリング電極を使用した電位指標による隔離よりも格段に焼灼範囲は広くなったものの焼灼ラインの距離が長くなった分，残存gapの発生や術時間の延長，過焼灼によるコラテラルダメージが問題となった。そのため，安全性と有効性のバランスを保ちつつ一定の成績を維持するためには，1名の術者が多くの経験を積む必要があった。しかし，わが国でも2014年にコンタクトフォースセンサー付きカテーテルが利用できるようになり，肺静脈隔離の成功率は格段に上昇した。

　そもそもRFCAにおいて先端チップと心筋組織の接触は"焼灼"という手技にとって必須である。つまり，先端チップではなくシャフトだけが接触していては決して焼灼できない。また，焼灼巣の大きさを規定する因子としてエネルギー出力，焼灼時間，そしてコンタクトフォースがあり，コンタクトフォースが測定可能となったことで，焼灼巣の大きさをコントロールすることが可能となった。術者は焼灼範囲の大きさを予測し，point by pointの間隔を，あるいは連続焼灼（ドラッギング）であればカテーテルの移動速度を調整することで連続的な焼灼ラインを作成することが可能となる。非コンタクトフォースガイド下に比べ，残存するgap数を減少させることで術時間や透視時間を短縮することができた[1]。

　また，force-time integral（FTI）モジュールやablation index（AI）モジュール，UNIVUモジュールなどソフトウェアの発展により経験数の少ない術者でも比較的容易に良好な結果が得られるようになった（図1，動画1）。しかしながら，gapはゼロにはならずある一定数残存し，しばしばgapの処理に難渋することも少なくない。本項ではコンタクトフォースガイド下でも残存してしまったgapをいかに処理するかについて述べる。

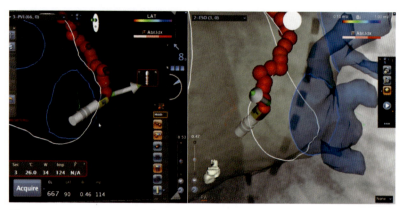

図1　コンタクトフォースガイド下の拡大肺静脈隔離術
実際のコンタクトフォースとその方向（図中矢印）を参考にすることで，有効かつ安全な焼灼が可能である（動画1）。

▶▶なぜgapができるのか

　3Dナビゲーションシステムを使用し同側を一括で円周状に焼灼した場合でも，出力エネルギー不足やコンタクトフォース不足，焼灼時間不足などによりgapが残存する。これは心筋の壁厚が個々の症例で異なり，予測した壁厚よりも厚いためと考えられる。また，同様の理由でいったん隔離されていた部位で再伝導することがある。さらに，同じエネルギー量を用いてもカテーテルが不安定であれば十分な焼灼ができない。永続的な焼灼ラインを作成するためにはコンタクトフォースの安定やカテーテルポジションの安定が不可欠である。

　一方，患者側の要因として体動や呼吸，心拍によっても心臓の絶対的位置が変化するため，術者が考えている部位と異なる部位を焼灼している可能性を常に考えなければならない。

▶▶gapを探す

多極電極カテーテルによるgap mapping

　最も簡便な方法は，リングカテーテルを肺静脈内あるいは入口部に配置し，同部位の残存した肺静脈電位を指標にgapを探す方法である。しかし，拡大肺静脈隔離を行った場合，焼灼ラインとリング電極の間にスペースができてしまい，本来のgapの位置を同定するのが困難になることがある（図2）。前庭部を大きく含んでいる場合は，アブレーションカテーテルを用いてリング電極の電位を指標にマッピングすることでgapを探すことになる。

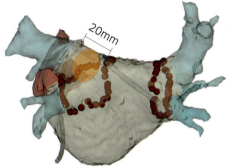

図2 gap mapping
リング電極によるgap mappingではPENTARAY®カテーテルによるactivation mappingと違い，焼灼ラインから離れてしまうためリング電極のみでは前庭部の残存gapを正確に評価しにくい（オレンジ色楕円部分）。gap mappingを行う場合は，前庭部を含めたactivation mappingを行ったほうがよい。

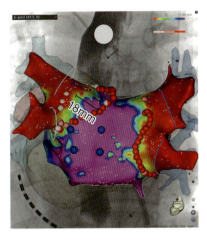

図3 焼灼ラインとvoltage mapのずれ
患者の体動や心拍により実際のタグ（VISITAG™）の位置とvoltageで評価した焼灼ラインにずれが生じることがある。しばしばgapと判断し，過剰な焼灼をまねく。

一方，多極電極であるPENTARAY®では肺静脈内から前庭部まで均一かつ高密度なマッピングが可能で，activation mapのみならずvoltage mapを評価することが可能である。しかし，リング電極と異なり，焼灼時とgap mapping時でタイムラグが生じると，焼灼ラインとgapの位置にずれが生じていることがあるため注意を要する。つまり，術者がタグなどから焼灼ライン上と判断していた部位が実際の焼灼ラインとずれていることがある。その場合は，PENTARAY®で作成したvoltage mapを評価することで焼灼ラインを確認できる。PENTARAY®でvoltage mapを評価することでずれを補正し，gapを埋めることが可能となる。術者がライン上と思っている部位と実際のラインがずれていると隔離は困難となり，無駄な焼灼が増えてしまう（図3）。gapが消えない場合は，相対的な位置を確認することで容易に処理できることもある。

ペースマップ（進出部位の同定）

そもそも肺静脈隔離の目的は，肺静脈での異常興奮が左房に伝播しないよう電気的に隔離することである。よって，隔離ライン内の興奮が外へ伝播し

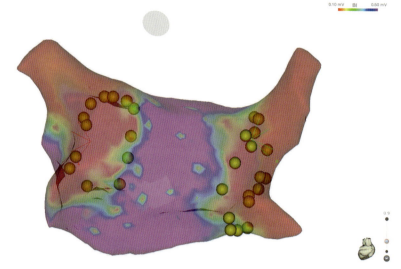

図4 肺静脈隔離後のペースマップによる両方向性ブロックの確認
リング電極からのペーシングでは,しばしば電極の接触が悪くペーシング不全を起こすことがある。可能であれば,コンタクトフォースカテーテルでコンタクトを確認しながら,焼灼ライン肺静脈側より連続的にペーシングを行い進出ブロックを確認する。

ないことが重要である。しばしば進入ブロックのみをゴールとしていることがあるが,これでは不十分である。リング電極のみで評価している場合,しばしばリング電極と焼灼ラインの間で伝導ブロックが発生し,一見すると進出ブロックが完成したかのようにみえるが,前庭部からの異常興奮が左房に伝播してしまう可能性がある。

さらに,リング電極では楕円形の肺静脈や前庭部の心筋壁から浮いている可能性が否定できない。それを補うために高出力でペーシングすると,場合によっては隔離範囲外の左房あるいは右房がダイレクトにキャプチャーされてしまい,gapが残存していると判断してしまうこともある。それを避けるには,コンタクトフォースカテーテルを用いて心筋と電極の接触を確認しながらペーシングを行い,ペーシング不全を最小限にする(図4)。その際には,焼灼したタグではなく焼灼後のvoltage mapを参考にすることで,焼灼巣との相対的位置を評価しながら確実に進出ブロックを確認することができる。一見,電位がないように見える部位でもキャプチャーすることがあるため,隔離ラインの内側を全周性に評価することが望ましい。

残存しやすい部位

高周波通電による肺静脈隔離でgapが残存しやすい部位は,心筋壁が厚い部位と焼灼中のカテーテルが安定しにくい部位がほとんどであろう。前者では左肺静脈前側(ridge側),特に上下肺静脈分岐部との接続部が多い。右

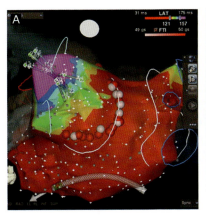
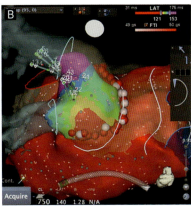

図5 false gapとtrue gap
3Dナビゲーションシステムによるactivation mapでは，実際に伝導ブロックしている部位でもシステムによって伝導が補間されるため，あたかもgapが存在するように見える（動画2, 3）。

肺静脈も分岐部周辺に多いが，前壁側もバッハマン束の通る前上壁でしばしばgapが発生する。後者では，左肺静脈前側分岐部接続部のridgeが浅い症例などではカテーテルチップが安定せずgapが残りやすい。また，右肺静脈後壁側で椎体前側が焼灼ラインに含まれる場合は，カテーテルチップがスリップしたり引っかかったりするためgapが残りやすい。

false gap（動画2）とtrue gap（動画3）

CARTO®やEnSite NavX™などの3Dナビゲーションシステムを使用してactivation mapを作成した場合，隔離ラインを評価しにくいことがある。マッピングシステムは2点間の伝導遅延に対してグラデーションを付けて等時線を描くため，ラインを超えてあたかもゆっくりと伝導しているように見える（図5）。実際に存在するtrue gapと実際には存在しないfalse gapを区別するためには，焼灼ラインの内側あるいは外側のみでmapを作成することでfalse gapを取り除く。また，それぞれを別のchamberとして作成し，同時に表示することでライン上からgapを通して侵入してくる興奮をとらえやすくなる。

epicardial breakthroughを示唆する症例

焼灼ライン上のgap周辺には既に電位が確認できないにもかかわらず，焼灼ラインから離れた部位に最早期興奮を認めることがしばしばある。これは可能性として2つの仮説が考えられる。

1つは，焼灼そのものの影響により伝播している興奮の電位が見えにくくなっている可能性である。特にアブレーションカテーテルのみで評価した場

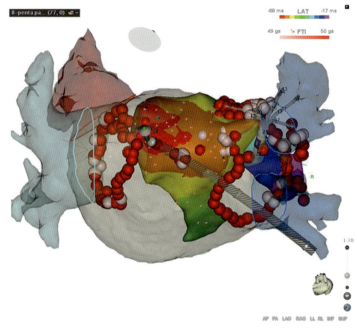

図6 焼灼ラインから離れた部位に存在する最早期興奮部位
右上肺静脈に留置したPENTARAY®カテーテルからペーシングしたところ，左上肺静脈隔離ラインの近傍に左房の最早期興奮部位（カテーテル先端部位）を認めた。右上肺静脈前壁側の追加焼灼で進出ブロックが認められた。

合，微小な電位を見逃している可能性は否定できない。PENTARAY®などの電極間隔の密なカテーテルで評価することにより同定できるかもしれない。

　もう1つは，心内膜側では焼灼されているにもかかわらず心外膜側のみに伝導が残り，あたかもジャンプしたかのように興奮が伝播する現象である。このような現象は少なからず経験し，左肺静脈分岐部あるいは右肺静脈分岐部周辺，稀に天蓋部で認めることがある。心内膜側の線維は焼灼されても心外膜側のみ残存し，小さい線維のため局所電位に反映されなかった可能性がある。筆者らの経験でも，左肺静脈分岐部後壁側にみられた電位が分岐部ridge側の焼灼で消失することがある。また，右肺静脈の進出ブロックのgapをmappingしていた際に焼灼ラインから離れた部位に最早期興奮を認め，右上肺静脈前壁側（バッハマン束近傍）で両方向性ブロックが完成することもある（図6）。

▶▶gapに対するアプローチ

　肺静脈隔離後にgapを認めた場合はまず詳細にmappingを行い，真のgapであるかどうかを判断し，すぐに消失しない場合は肺静脈側からペーシングを行いexit siteを確認することでgapの方向を確認できる。焼灼ライ

ンに対して垂直に伝導するとは限らず，斜走している線維であれば入口と出口が離れた部位に位置することもある。通電する際にはvoltage mapを確認し，前後の低電位を標的に，ラインをつなぐように焼灼する。その際，初回通電時の設定を確認し，可能であれば1回目より出力を上げて通電する。エネルギーが出せない場合にはコンタクトフォースで補うようにする。通電時間だけを長くしても1回目の深達度を超えることは難しいことが多い。

しかしながら，食道の位置によりライン上で十分な追加通電を行えない場合は，ラインを変更し再隔離することが望ましい。食道上での過剰焼灼は術後の食道損傷をまねく恐れがある。また，温度プローブによる食道温度測定を行っていたとしても，温度プローブから少し離れると温度上昇に対する感度は鈍くなるため，周辺を焼灼する場合は注意が必要である。どうしても焼灼しなければならない場合は，心腔内エコーを用いて焼灼時の食道位置を確認することをお勧めする。

epicardial breakthroughが想定される場合はexit siteを確認する。breakthrough siteの焼灼で消失することが多いが，症例によっては最早期興奮部位が転々と変化し，焼灼量が多くなることがある。その場合は，想定される線維に対して焼灼を行うと，最早期興奮部位から離れた部位にもかかわらず残存電位が消失することがある。

ライン上で隔離を完成させるのが困難な場合には，以下の3つの方法で対処する。

①ラインがずれていないかremapを作成して確認する
②ペーシングにより真のgapを特定する
③心外膜側の線維を想定し，最早期興奮部位あるいは想定される線維上で焼灼する

通常はこのような方法で肺静脈隔離を完遂できるが，局所の浮腫を考慮すると初めからgapを残さないよう焼灼することが望ましい。また，追加焼灼する場合でも少ない焼灼回数で仕留めるようにし，繰り返し焼灼することは極力避けたほうがよい。

文献

1) Kimura M, et al:Comparison of lesion formation between contact force-guided and non-guided circumferential pulmonary vein isolation:a prospective, randomized study. Heart Rhythm. 2014;11(6):984-91.

（木村正臣）

2-5 肺静脈隔離後のATPによるdormant conduction確認を行う至適なタイミングは？

▶▶肺静脈隔離後のATPによるdormant conduction

2004年にArentzらが隔離後肺静脈のアデノシンによる一過性再伝導を「dormant conduction（潜在性再伝導）」と報告して以後，その臨床的意義について多くの検討がなされている[1]。2007年にはわが国から，ATP（adenosine triphosphate）によるdormant conductionに対する追加アブレーション治療が遠隔期の心房細動再発を抑制し，臨床的に有用であると報告された[2,3]。しかし，アブレーションの手法，ATP負荷テストのタイミングや方法によりdormant conductionの出現性が変化するため，追加アブレーション治療の臨床効果についても議論の余地があるとされている[4]。

本項では，肺静脈隔離後のATPによるdormant conduction確認を行うタイミングについて文献的な考察を行いたい。

▶▶dormant conductionと遠隔期再伝導部位との一致性

ATPによる一過性再伝導部位が後々に必ず再伝導してしまうならば，同部を標的とした追加治療によりこれを防ぐことが可能である。しかし，これまでのATP負荷テスト後の追跡報告の多くは，追加治療を行った肺静脈の再伝導部位について検討されているため，詳細はよくわかっていなかった。

一方で，Okishigeらは，ATP負荷テストにより顕在化されたdormant conductionを追加アブレーション治療せずに経過観察した症例において，心房細動再発時の再セッションでの肺静脈再伝導部位を検証した[5]（図1）。この結果，dormant conductionに一致した部位の遠隔期再伝導は3分の1のみに認められた。さらに，急性期と遠隔期再伝導部位の完全一致は約10％の症例のみであると判明した。つまり，急性期にdormant conductionを顕在化させ，追加治療により消失させられたとしても，9割の症例では他の部位に遠隔期再伝導が出現してしまうと言える。この低い的中率が

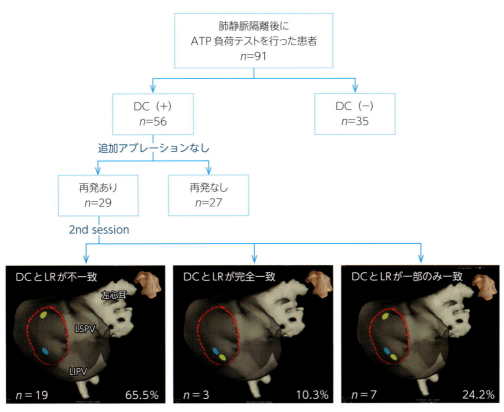

DC : dormant conduction
LR : late re-connection
■ 初回セッション時のATPテストによる一過性再伝導部位
■ 再セッション時の再伝導部位

図1 急性期に顕在化したdormant conductionに追加治療を行わなかった場合の，遠隔期再伝導部位との一致性

(文献5より引用・改変)

dormant conduction部位への追加アブレーション治療の効果に大きく影響を与えていることを，まず認識しておく必要がある。

▶▶自然再伝導のタイミング

　隔離成功肺静脈において，ATP負荷テストによらない急性期自然再伝導を経験することはよくある。自然再伝導のほとんどは持続性再伝導であり，ATP負荷テスト時に誘発される一過性再伝導とは区別される。この自然再伝導と遠隔期再伝導部位との一致性は高いと考えられ，自然再伝導をセッション中に確認できれば，再隔離達成により治療効果を高められると思われる。
　では，どのくらいの時間で自然再伝導が発生し，再隔離治療の効果を期待できるだろうか。Wangらによると，隔離成功後の自然再伝導は30％でみられ，多くは30分以内に発生し，そして30分間の待機後に再隔離を行うこ

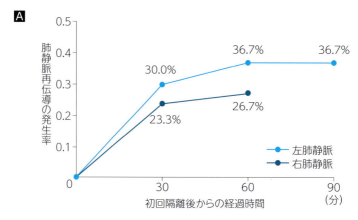
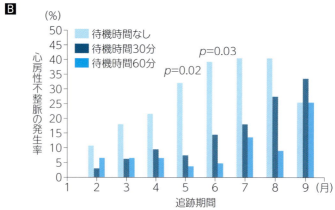

図2　自然再伝導の発生タイミングと追加治療の効果
A：急性期自然再伝導の発生頻度は30％ほどで，ほとんどが30分以内に発生
B：急性期の自然再伝導部位を指標とした追加アブレーションの効果は，肺静脈隔離完成後から再確認までの待機時間に影響を受け，30分間の待ち時間が効率的である

（文献6より引用・改変）

とが効率的であると報告した[6]（図2）。よって，隔離達成後30分以上待機し，急性期自然再伝導を評価することが推奨される。

UNDER-ATP試験においては，平均観察時間43分間に42％の症例で急性期自然再伝導を認め，再隔離治療を行うことができている[4]。

▶▶肺静脈隔離成功後の待機時間とdormant conduction

隔離された肺静脈に対する追加アブレーション治療の効果は，遠隔期に再伝導する部位を予測できれば有効性が高い。自然再伝導出現までの待機時間を省略し，効率よく再隔離治療を行えることが期待されたのが，ATP負荷テストであった。しかし，これまでの多くの報告によると，再セッション時の肺静脈再伝導部位はATP負荷で顕在化されなかったために追加アブレーション治療が行えなかった「ATP抵抗性dormant conduction」である。

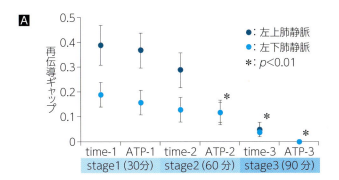

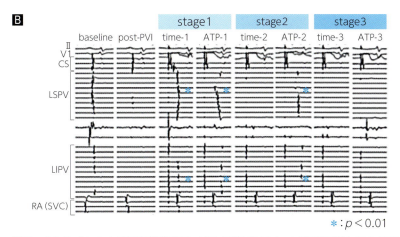

図3 30分ごとの自然再伝導評価とATP負荷テストによる再隔離治療の効果
A：30分後のATP負荷テスト後再隔離では不十分で，60分後の自然再伝導後再隔離によって効果がみられた
B：30分後の再隔離では不十分で，60分後の再隔離治療で効果が得られた

(文献7より引用・改変)

よって，この「ATP抵抗性dormant conduction」を顕在化することが必要と考えられた。

その1つが，ATP負荷テストにも待機時間を導入することである。Yamaneらは，実に緻密な研究でこれを検証している[7]。肺静脈隔離成立後より30分，60分，90分後に自然再伝導およびATP負荷テストによる再伝導を評価し，それぞれの再伝導部位に対して再隔離治療を行った（図3）[7]。これにより，30分の待機時間後のATP負荷テストによる再隔離治療では不十分と判明した。60分後の自然再伝導に対して再隔離治療を行うと，その後のATP負荷テストでは有意に再伝導が減少した。これらから，彼らは60分間の待機後にATP負荷テストを行うことを推奨しており，実際の臨床では30分以上の待機時間が求められる。

▶▶再隔離治療の効果を上げるには

UNDER-ATP試験においては，平均待機時間57分のあとにATP負荷テストを行っており，27.6%の症例にのみdormant conductionが発現した。しかし，ATPガイド下肺静脈隔離術の再発抑制効果はみられなかった（図4）[4]。

一方で，MacleらはRdormant conduction陽性肺静脈への追加アブレーションにより，36%もの心房細動再発の抑制効果を報告した[8]。彼らの追加アブレーション治療による再発抑制効果は，いったい何によってもたらされたのであろうか。追加アブレーションの通電時間を詳細に検討してみると，他の報告ではどれも数分間であるが，彼らは平均6.9分間もの通電を行っている。これだけ長い通電では再伝導部位だけにとどまらずに，全周的に徹底的に追加通電を行ったのかもしれない。つまり，不確実な初期治療と思われる際には全周的に追加通電を行い，連続性焼灼巣をしっかりとつくることが肝要と言えるであろう。同様の考察がクライオバルーンでのATP負荷テストについても報告されている[9]。

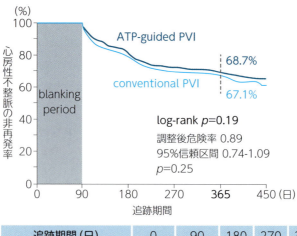

図4 UNDER-ATP試験
ATP負荷テストガイドによる肺静脈隔離術は，1年後の心房細動再発を抑制できなかった。 （文献4より引用・改変）

▶▶期待されるATPによるdormant conduction誘発テストの場面

　コンタクトフォースカテーテル，先端可変シース，3Dマッピングシステムなどのアブレーションシステム進化により，自然再伝導やATP負荷テストでのdormant conduction誘発の頻度は減少しており，それに伴いATP負荷テストの臨床的意義は低くなってきている。バルーンアブレーションの登場によって，その方向性はさらに加速されている。では，肺静脈隔離術においてATP負荷テストの効果が期待されるのは，どのような場面が想定されるだろうか。

　アブレーション治療により障害を受けた心筋細胞は，セッション終了後の数時間から数週の間に起こる浮腫の増大・退縮，炎症と線維化の進展など，周辺組織を含めた性状変化に強く影響を受けると考えられる。これにより，

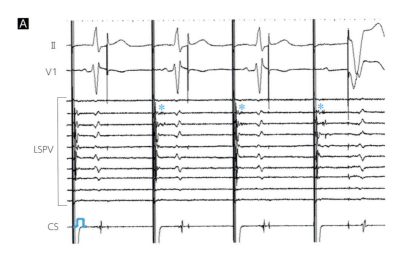

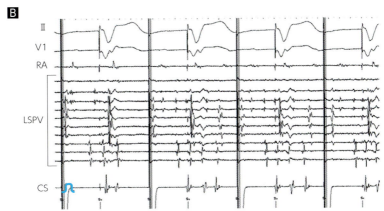

図5　再セッション時のATP負荷テスト
A：再セッション時の冒頭では，左上肺静脈（LSPV）の再伝導を認めなかったが，ATP負荷テストにより一過性のLSPV再伝導（＊）を認めた
B：LSPVの一過性再伝導により心房細動が誘発された　（文献10より引用・改変）

ATP負荷テストによる急性期再伝導陽性部位は再伝導が消失したり，陰性部位の再伝導出現がみられたりと，遠隔期に異なった結果を呈することもある。逆に言えば，これらのセッション後に起こる細胞環境の変化を考慮する必要がない場合には，ATP負荷テストを指標とした追加アブレーション治療の効果が期待できるとも思われる。これには再セッション冒頭での潜在性再伝導のあぶりだし時と，カテーテル圧刺激による意図しない隔離成立（機械刺激によるbump現象）時が考えられる。

　Miyazakiらは，再セッション時の冒頭で肺静脈再伝導を認めなかった症例において，ATP負荷テストによる一過性再伝導と同部からの心房細動の発生を報告している[10]（図5）。これらのdormant conductionへの再隔離アブレーション治療により心房細動は消失した。

▶▶まとめ

　肺静脈隔離成立後の急性期再伝導の評価は，自然再伝導もしくはATP負荷テストにかかわらず，30分以上の待機時間のあとに行うことが臨床効果を高めるために必要である。

文　献

1) Arentz T, et al: "Dormant" pulmonary vein conduction revealed by adenosine after ostial radiofrequency catheter ablation. J Cardiovasc Electrophysiol. 2004;15(9):1041-7.
2) Hachiya H, et al:Clinical implications of reconnection between the left atrium and isolated pulmonary veins provoked by adenosine triphosphate after extensive encircling pulmonary vein isolation. J Cardiovasc Electrophysiol. 2007;18(4):392-8.
3) Matsuo S, et al:Reduction of AF recurrence after pulmonary vein isolation by eliminating ATP-induced transient venous re-conduction. J Cardiovasc Electrophysiol. 2007;18(7):704-8.
4) Kobori A, et al:UNDER-ATP Trial Investigators. Adenosine triphosphate-guided pulmonary vein isolation for atrial fibrillation:the UNmasking Dormant Electrical Reconduction by Adenosine TriPhosphate(UNDER-ATP)trial. Eur Heart J. 2015;36(46):3276-87.
5) Okishige K, et al:Reappraisal of the clinical implications of adenosine triphosphate in terms of the prediction of reconnection sites in cases with electrical isolation of the pulmonary veins. J Interv Card Electrophysiol. 2015;44(2):171-8.
6) Wang XH, et al:Early identification and treatment of PV re-connections:role of observation time and impact on clinical results of atrial fibrillation ablation. Europace. 2007;9(7):481-6.

7) Yamane T, et al:Repeated provocation of time-and ATP-induced early pulmonary vein reconnections after pulmonary vein isolation:eliminating paroxysmal atrial fibrillation in a single procedure. Circ Arrhythm Electrophysiol. 2011;4(5):601-8.
8) Macle L, et al:ADVICE trial investigators. Adenosine-guided pulmonary vein isolation for the treatment of paroxysmal atrial fibrillation:an international, multicentre, randomised superiority trial. Lancet. 2015;386(9994):672-9.
9) Miyazaki S, et al:Adenosine Triphosphate Test After Cryothermal Pulmonary Vein Isolation:Creating Contiguous Lesions Is Essential for Eliminating Dormant Conduction. J Cardiovasc Electrophysiol. 2015;26(10):1069-74.
10) Miyazaki S, et al:Clinical utility of adenosine-infusion test at a repeat atrial fibrillation ablation procedure. Heart Rhythm. 2013;10(5):629-35.

〔小堀敦志〕

2-6 肺静脈隔離後にイソプロテレノール負荷にて出現するnon-PV fociをどこまで追いかけるか？

▶▶非肺静脈起源（non-PV foci）に対するアブレーション

　心房細動に対するアブレーション戦略は現在のところ、①心房細動の契機となるトリガーに対するアブレーション、②心房細動を持続させるsubstrateに対するアブレーションに大別される。

　①においては、Haïssaguerreらの報告[1]に基づきトリガーの多くが肺静脈（PV）内もしくはその周囲に存在するため、それらをひとかたまりにして隔離する肺静脈拡大隔離術が現在確立された治療法となっている。

　②においては、近年になって線状焼灼やcomplex fractionated atrial electrogram（CFAE）を標的としたアブレーション治療、rotorアブレーションなどが報告されてきたが、現時点で治療成績の改善につながるという共通のコンセンサスは得られていない。そのため、非肺静脈起源（non-PV foci）に対するアブレーションが再注目されている。

　当院の治療成績においてもHayashi[2]らが、発作性心房細動アブレーションにおいてnon-PV fociを認めない群（group1）、non-PV fociが誘発され治療できた群（group2）、non-PV fociが誘発され残存する群（group3）では、group1、2において長期的にも良好な治療成績を認めることを報告している（図1）。このため、substrateアブレーションの適応は限定的と考えている。また、当院の治療成績では、持続性心房細動においてもnon-PV fociの存在が治療成績の独立寄与因子と判明している（図2）。

▶▶non-PV fociの頻度と好発部位

　non-PV fociは「ectopic foci initiating atrial fibrillation」と定義されている[3,4]。我々も基本的には、心房細動の誘発を伴うトリガーとしての期外収縮をnon-PV fociととらえている。発作性心房細動のnon-PV fociの頻度は10〜30％との報告[3,4]があり、持続性の場合はさらに増えてくる印象がある。当院における持続性心房細動のnon-PV fociの頻度と出現部

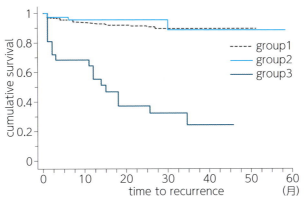

図1 non-PV fociをターゲットにした発作性心房細動に対する
カテーテルアブレーションの成績

group1：non-PV fociの出現のなかったアブレーション
group2：non-PV fociが出現し，完全消失に成功したアブレーション
group3：non-PV fociが出現し，消失に成功しなかったアブレーション

(文献2より引用)

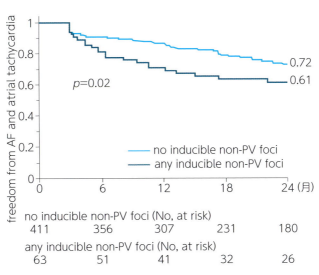

図2 当院における持続性心房細動の再発率とnon-PV fociの関係

位を示す(**表1**)。

　好発部位を知っておくことは重要であり，特に上大静脈や左房後壁が多い(この2つの部分だけでnon-PV fociの約40％を占める)。また，心房細動の誘発を伴うnon-PV fociが誘発試験でも確認されにくい場合，これらの部位を隔離することで再発率を下げられる可能性がある。

表1 当院における持続性心房細動のnon-PV fociの出現部位

non-PV fociの位置	n (例), (%)
上大静脈	18 (27.7)
右房中隔	8 (12.3)
右房クリスタ付近	4 (6.2)
右房後壁	1 (1.5)
右房その他	8 (12.3)
冠静脈内	9 (13.8)
左房中隔	7 (10.8)
左房後壁	8 (12.3)
左房前壁	1 (1.5)
上大静脈遺残	1 (1.5)
合計 474 症例	63 (全体の13.3%)

連続474症例中明らかな起源が同定できたのは63例（13.3%）であった．

▶▶non-PV fociの誘発法

non-PV fociの基本的な誘発は文献5に示された方法[5)]に基づいて行っている．経験上non-PV fociの誘発性は症例によって差があり，単一な方法ではなく複数の誘発方法を繰り返し，かつ組み合わせることが重要である．

誘発法として，①アデノシン三リン酸二ナトリウム水和物（ATP）の急速投与，②高頻度心房ペーシング，③イソプロテレノールの投与（20μg/分まで増量），④心房細動の除細動などがある．当院のプロトコルでは肺静脈隔離前に①②④を行い，肺静脈隔離後に③を開始し，継続下において①②④を複数回繰り返すようにしている．

心房細動の誘発を伴うnon-PV fociが確認できないこともあるが，肺静脈隔離後も非肺静脈起源の期外収縮（atrial premature complexes；APC）が頻繁に誘発される場合は，可能な限りfrequent APCsに対してもアブレーションを行う方針としている．

▶▶non-PVに対してのアブレーション法

non-PV fociの検索においては心内の情報が多いほうが有利であり，当院では図3のように電極カテーテルを配置している．また，多極のカテーテルが有効な場合が多い（図4，動画1）．多極カテーテルを使用する場合は，

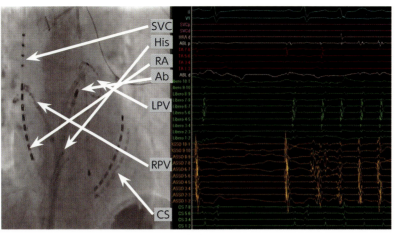

図3 当院での電極カテーテルの初期配置

　最早期部位のみでなく最遅延部位と比較することでnon-PV fociの出現方向を三次元的に把握できる場合がある。最早期性を追ってカテーテルを動かしていくことで，最小限のマッピングで心房細動起源の同定が可能となる。

　non-PV fociの検索には前述のようにイソプロテレノールやATP投与を行うため，ある程度の手技時間と補液負荷を計算に入れておく必要があり，このような戦略をとることで可能な限り負荷を減らすよう努めている。

　また，現在は3Dマッピングシステムを利用したautomatic mapping systemも使用可能となった。特にnon-PV fociに関してはEnSite Precision™を利用して，ランダムに出現するAPCをマッピングすることが可能である。様々なメーカーから特徴的な3Dマッピングシステムが開発されており，その特徴を把握しておくことは重要である。特に再発例に対するアブレーション関しては，初回session時のnon-PV fociの可能性を加味して3Dマッピングシステムを選択していく必要がある。

▶▶EnSite Precision™を用いたnon-PV fociの検索法

　本システムはランダムに出現するAPCに対してautomatic mappingを可能にした。詳細は本項では省くとして，その特徴は他の3Dマッピングシステムと異なり，体表面のP波形をリファレンス波形として認識するマッピング機能を有している（AutoMap機能）。この機能を使用すると，不定期に出現するAPCに対しても，連結期を気にしなくてもよいため，automaticにマッピングすることが可能となった。

　また，このシステムはAutoMapを利用してgeometryを構築する最中

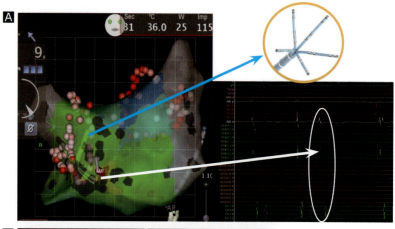
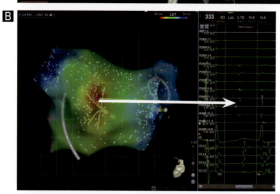
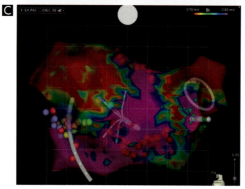

図4 多極カテーテル (PENTARAY®Eco) を用いた non-PV foci の検索
A：多極カテーテルにて最早期部位を同定 (左房前壁起源)
B：多極カテーテルにて manual 操作で最早期部位 (左房後壁) を同定 (動画1)
C：左房後壁の場合は最早期部位の通電に加え，線状焼灼を追加し後壁も隔離している

の電位情報をすべて記憶しており，この情報をもとにカテーテル操作を必要とすることなくコンピュータ上で再度マッピングを行うことが可能となる (TurboMap)。

| 症例 1 | 65歳，女性。有症候薬剤抵抗性発作性心房細動に対して，アブレーション目的に入院となった。術前よりmonofocal APCが頻回に出現し（図5A），それがトリガーとなって心房細動が出現している（図5B）。肺静脈隔離後も出現を認め，かつ再早期が右房であり，non-PV fociが疑われた。 |

実際の対応

本症例に対し，前述のmonofocal APCに対するAutoMapを使用した（図6，動画2）。AutoMapにてnon-PV fociは上大静脈起源と判断できたが，アブレーションを追加するにあたって，sinus nodeの位置を知る必要があった。TurboMapを使用し，AutoMap中の電位情報をもとにsinus nodeの部位を同定することができた（図7，動画3）。

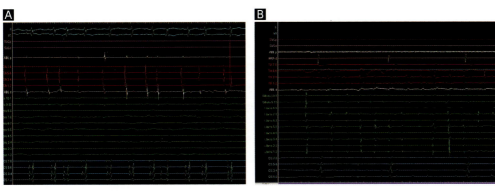

図5 症例1：心内心電図
A：同一sequenceのAPCが頻発している
B：心房細動が誘発された瞬間。AのAPCと似たsequenceのAPCを起点としてfiringしている

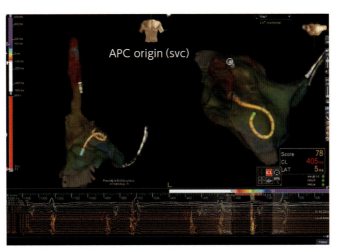

図6 APCをmappingし上大静脈（SVC）起源と判明（AutoMap）（動画2）

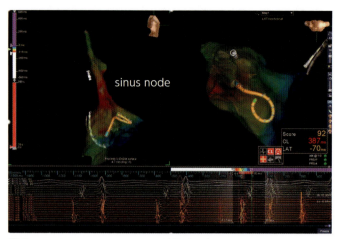

図7 APCのmapをもとに洞結節 (SN) Mapを作成 (TurboMap)
(動画3)

　最終的に，APCの出現部位とsinus nodeとの間に電気的隔離を行い，non-PV fociに対するアブレーションに成功した。これらのシステムを活用することでマッピングの時間を短縮し，sinus nodeを障害することなく安全に上大静脈を隔離することが可能であった。

> **症例2**　72歳，女性。有症候薬剤抵抗性発作性心房細動に対して，アブレーション目的に入院となった。肺静脈隔離後もAPCが頻発し，一部firingも認めている (図8)。心内心電図からは2種類のAPC (APC1，APC2) を認めた (図9)。

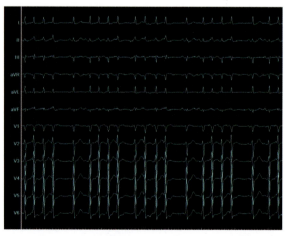

図8　症例2：肺静脈隔離後に誘発試験中の十二誘導心電図
肺静脈隔離後にイソプロテレノールを投与するとAPC (一部firingを伴っている) を認めた。

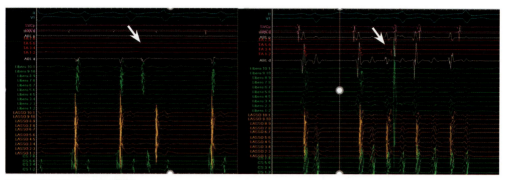

図9　症例2：心内心電図
CSのsequenceが異なる2種類のAPC〔APC1(左)，APC2(右)〕を認め，連発も認めている。

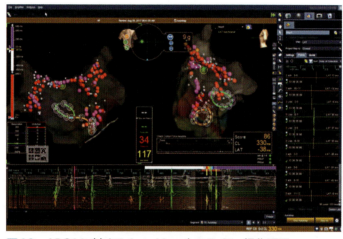

図10　APC1に対するAutoMap中のEnSite操作画面
APC1に対して2本のリングカテーテルを用いてAutoMapを施行した。最早期部位が左房前壁僧帽弁輪近位部と判明した。

　まずはAPC1に対してAutoMapを用いてマッピングを施行した(図10, 動画4)。また，同時に出現したAPC2に対してはmanual操作で最早期部位の検索を同時に行うこととし，最早期部位と思われる部位にタグ付けを行った(この間APC1に関してはAutoMapが継続されている)。APC2の最早期は左房天蓋部と同定できたため(図11)，同部位をsegmentalにarea通電し，APC2は消失した。

　さらに，より確実なブロックラインを狙い，左右の肺静脈間を結ぶ形で線状焼灼も行った(左房roof line)。その後，APC1はAutoMapにて左房前壁僧帽弁輪部が最早期部位と同定できたため，こちらに対しても通電を行った(図12)。すべてのnon-PV fociを含むAPCが消失したため治療を終了した。

　このシステムでは，同時に複数本のカテーテルで電位情報を取得できるため，より早く，少ない透視時間でマッピングを行うことができるようになった(本症例は2本のリングカテーテルにてマッピングを行っている)。

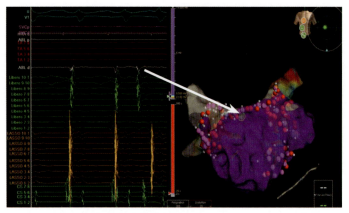

図11 APC2の最早期部位の局所電位（ABL d）と部位（左房天蓋部）
最早期部位に通電したあと，同部位にroof lineを作成。

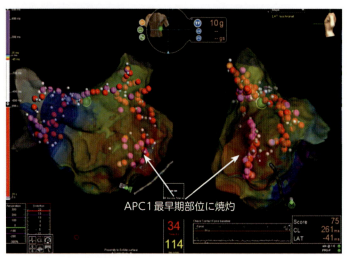

図12 APC1焼灼成功部位
APC1に対しても通電を行い，消失した。

　このように，たとえnon-PV fociがfrequent APCのみであったとしても，manual操作だけでなくautomaticに起源を同定できるようになった。時として，複数の多極カテーテルを使用することで，効率的に手技を行うことも可能である。

▶▶マッピングが困難な場合

　これまでトリガーアブレーションの有用性，手法について述べてきたが，時としてそれが困難な場合がある。複数種類の異なる心内心電図sequenceのトリガーが出現する場合や，除細動を行ってもすぐに心房細動となりトリガーの同定がまったくできない場合，逆に，肺静脈隔離は完成しているのに

non-PV fociの誘発がされない場合などが挙げられる。このような場合は，前述のように好発部位をあらかじめ知っておくことが重要である。どうしても誘発が難しい場合は，好発部位（上大静脈や左房後壁）を中心に広範囲に隔離することも時として有効である。また，EnSite™システムは多極バスケットカテーテルとの併用も理論上は可能であり，これらを用いてマッピングを行う場合もある。

> **症例3**
> 67歳，男性。2年前に心房細動に対して肺静脈隔離術を施行された。その後再発し，今回2度目のアブレーション目的に入院となった。肺静脈隔離後に心内心電図において異なる心内sequenceが出現した。イソプロテレノール投与下において稀にAPCが出現し，またATPの投与を繰り返すことで心房細動が誘発された（図13）。しかし，non-PV fociの出現頻度が少なく，通常のマッピングにはかなりの時間を要すると予想された。そのため，少ないnon-PV fociを確実にとらえきるためにEnSite™と多極バスケットカテーテルの併用を行った（図14）。

実際の対応

左房側に起源が疑われたため，左房内にバスケットカテーテルを留置した。誘発試験を繰り返し，non-PV fociが出現するたびに，心内心電図で記録できる最早期部位にタグ付けを行った上で（図15），それらを指標に通電を行った。

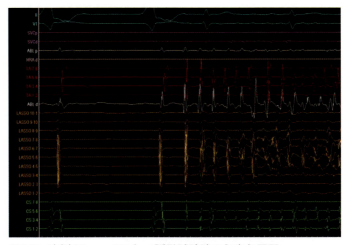

図13 症例3：non-PV foci誘発試験時の心内心電図
イソプロテレノール投与下においてATP投与を繰り返し，心房細動の誘発を認めた。左房内のアブレーションカテーテルとリングカテーテル（ABL d, Lasso2-3）の早期性が認められ，左房起源と同定した。

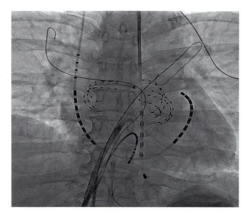

図14 症例3：正面透視画像
左房内にバスケットカテーテルを留置して早期部位の検索を行っている。

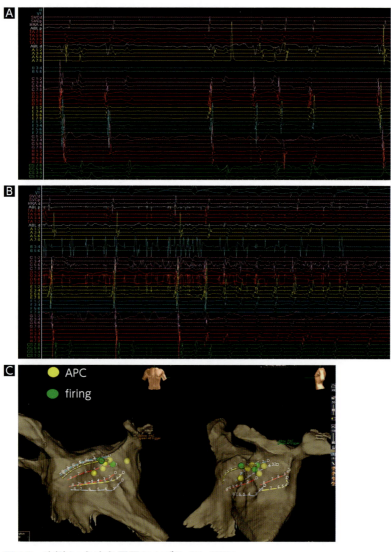

図15 症例3：心内心電図およびEnSite画面
A：APCの最早期部位はD5-6（バスケットカテーテルの電位はA1-2からH7-8）
B：心房細動中の最早期部位はD5-6が疑わしい
C：誘発を繰り返しAPCやnon-PV foci，心房細動中の最早期部位にそれぞれタグ付けを行い，それらを指標に通電を行った

このように心房内を一度に広範囲にマッピングできるシステムは，時としてnon-PV fociの検索には非常に有用な場合がある．しかし，保険算定上の問題や，カテーテルの操作性，電位ノイズといった点が問題となる場合があり，今後それらの改善が望まれる．

本症例のまとめ

- 心房細動に対するトリガーアブレーションは非常に有効と考えられる．肺静脈隔離だけで改善の得られない難治性の心房細動に対して，substrateアブレーションが一定の見解を得ていない現状において，non-PV fociをターゲットにしたトリガーアブレーションの手技は習得すべき手法である．その有効性を高めるためには，好発部位を把握した上で誘発をしっかり行うことが重要であり，多極カテーテルやマッピングシステムの機能をうまく用いてトリガーを潰していくことが成功率の上昇および手技時間の短縮につながる．

文献

1) Haïssaguerre M, et al:Spontaneous initiation of atrial fibrillation by ectopic beats originating in the pulmonary veins. N Engl J Med. 1998;339(10):659-66.
2) Hayashi K, et al:Importance of nonpulmonary vein foci in catheter ablation for paraoxysaml atrial fibrillation. Heart rhythm. 2015;12(9):1918-24.
3) Lin WS, et al:Catheter ablation of paroxysmal atrial fibrillation initiated by non-Pulmonary vein ectopy. Circulation. 2003;107(25):3176-83.
4) Shah D, et al:Nonpulmonary vein foci:do they exist ? Pacing Clin Electrophysiol. 2003;26(7 Pt 2):1631-5.
5) Chang HY, et al:Long-term outcome of catheter ablation in patients with atrial fibrillation originating from nonpulmonary vein ectopy. J Cardiovasc Electrophysiol. 2013;24(3):250-8.

（東北翔太，廣島謙一）

2-7 3DCT imageを参照にした左肺静脈-左心耳間anterior-ridge焼灼のコツ

左肺静脈-左心耳間anterior ridgeは，不十分な焼灼が再発の要因や心房頻拍の起源となること[1]，ridgeの形態が再発の有無に大きく関わることが知られており[2]，心房細動のアブレーション（拡大肺静脈隔離術）の中で非常に重要なエリアである。実際，ridgeの形態により，焼灼が非常に簡単な場合と非常に難しい場合がある。3DCTとジオメトリーの統合の精度を向上させて，カテーテルを十分に圧着させ確実な焼灼をすることが重要と考えており，自分なりのカテーテルの動かし方のポイントについても触れたい。

▶▶左肺静脈-左心耳間anterior ridgeの厚さと解剖

筆者らが，拡大肺静脈隔離術時に両側肺静脈近位部の左房の焼灼ライン近傍の厚みを3DCTを用いて全周性に測定したところ，左肺静脈-左心耳間left anterior ridge (LLR) が最も厚く4.42±1.28mmであった（図1）[3]。また，あらかじめ3DCTでLLRの厚みを測定し，≧4mmの症例で焼灼時間を長くした群では焼灼時間を長くしなかった群に比べて再発率が低いことも報告している[4]。

解剖学的には，LLRが切り立ち幅の狭い症例（図2A）と，LLRの角度が浅く広い症例（図2B）がある。McLellanらは，LLRのなだらかで幅広い症例が再発しやすいことを報告している[2]。実際，LLRがなだらかな症例ではカテーテルが滑り安定しにくく，コンタクトも出にくいことから十分な焼灼が困難である。

最近はコンタクトフォースカテーテルが各社から開発されており，至適なコンタクトフォースを保って確実に焼灼することで拡大肺静脈隔離術の成績が向上することが報告されている[5, 6]。実際に筆者らの施設でも，コンタクトフォースを使用した場合，LLRのなだらかで幅広い症例では通電回数が多く時間もかかっているが，コンタクトフォース（CF）やFTI（force-time integral，CF×時間sec）には有意差がなかった（図3）。

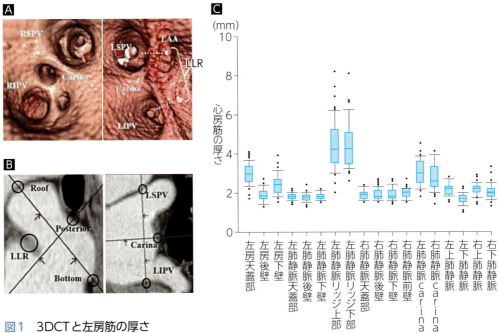

図1　3DCTと左房筋の厚さ
A：3DCTでの肺静脈inner view
B：CTでの左房筋の測定部位
C：肺静脈周辺の左房筋の中でLLRは最も厚い
LLR：left lateral ridge

（文献3をもとに作成）

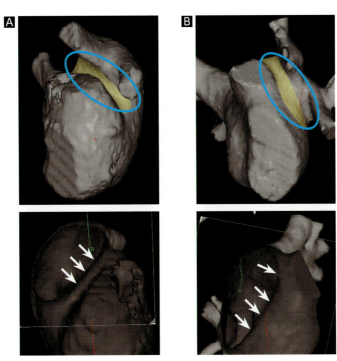

図2　左肺静脈—左心耳間 anterior ridge (LLR) の形態
A：ridgeのはっきりした症例
B：ridgeのなだらかな症例
下：inner view（内側から見た図）

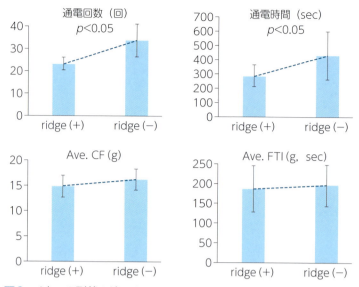

図3 ridgeの形状の違いとコンタクト

ridgeのはっきりした症例（ridge+）ではridgeのなだらかな症例（ridge−）に比べて通電の回数は多く時間も長かったが，コンタクトフォース（CF）とFTI（CF×時間）に有意差はなかった．

▶▶ 3DCTとジオメトリーの統合

当院では，CARTO®3ではCARTOSOUND®によるCARTO marge®を行っている．

SOUND STAR®で呼気時にまず右肺静脈のcarinaとright superior pulmonary vein（RSPV）roofを描出し，CT画像での右肺静脈carinaを合わせておいて少しずつ反時計回りに回し，roofを意識しながら後壁画像を等間隔で数枚取得する．最後に左肺静脈のcarinaの画像を取得する．landmarkは右肺静脈のcarinaとして，visual alignment後にsurface registrationして完成している（動画1）．アブレーション直前に左下肺静脈の下壁の左房移行部で確認している．

EnSite Velocity™ではリングカテーテルでジオメトリーを作成し，3DCTと重ね合わせる．以前は各肺静脈と前壁，後壁，側壁，中隔のジオメトリーをリングカテーテル（Optima™）で取得して3DCTとfusionしていた（図4，動画2）．最近はPrecision2.0ソフトに磁気のSEモジュールを搭載したことと，マグネットセンサー搭載カテーテル〔リングカテーテル（AdvisorサーキュラーマッピングカテーテルSE™）〕使用により空間補正能が向上し，各肺静脈に挿入する間に前後の情報が得られ，ジオメトリー作成時間も短縮し，fusionの精度も向上した．

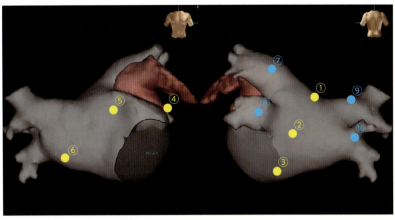

図4 以前のfusionの方法

縦・横・奥行の軸を構成させる（青色：肺静脈，黄色：肺静脈以外）。
①roofのど真ん中
②LIボトムラインとRIボトムラインの中間点
③後壁のMV輪側で，①を垂直に下ろした点
④LAAと僧帽弁の間
⑤前壁のど真ん中
⑥中壁の真ん中
⑦〜⑩各PV

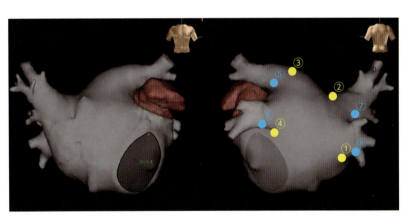

図5 新しいfusionの方法

縦・横・奥行の軸はマグネット補正させる（青色：肺静脈，黄色：肺静脈以外）。
①RI bottom
②RS roof
③LS roof
④LI bottom
⑤〜⑧Advisor サーキュラーマッピングカテーテルSE 未使用の場合のみ

　アブレーションカテーテルで右下肺静脈bottom，右上肺静脈roof，左上肺静脈roof，左下肺静脈bottomを取得するだけでfusionが可能となった（図5，動画3）。その後は焼灼中にAdd at Enguideをコンタクトを見ながら実施し，CTと合わせていくことでさらに精度が上がる。

▶▶ridgeのアブレーション法

　当院では吉田幸彦先生（名古屋第二赤十字病院）に指導して頂いた方法（図6）で，両側肺静脈を連続的に拡大隔離している．左肺静脈はbottomから後壁方向（clock）にカテーテルを動かし後壁をroofまで上がる．roofからcounterに降りて後壁のラインとつなぐ．carinaを上下しながら焼灼し，その後carinaからLLRを上がりroofとつなぐ．最後にbottomからcarinaまで上がり，ラインをつなぐ．後壁は25W 10秒，前壁は30W 15秒を基本としているが，電位の減高により調節している．

　LLRの焼灼法は，シース（LAMP）を引き気味にして，カテーテル先端を少し曲げてcarinaからcounter clockにroofまで上がっている．agilis™を使用する施設も多いようだが，当院では使用していない．通常carinaかLLRを上がる途中で同時隔離になることが多い．また，roofで隔離されることもあり，後壁を上がったライン，roofから降りるライン，LLRを上がるラインの間にギャップが生じないように気をつけている（動画4）．透視像を図7に示す．

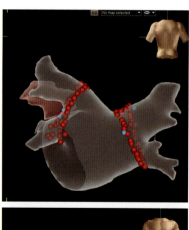
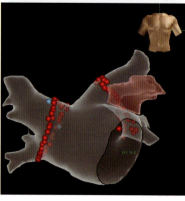
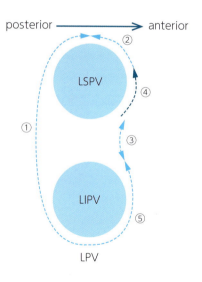

図6　両肺静脈を連続的に拡大隔離する際の焼灼の順序
左上：LA，左下：AP

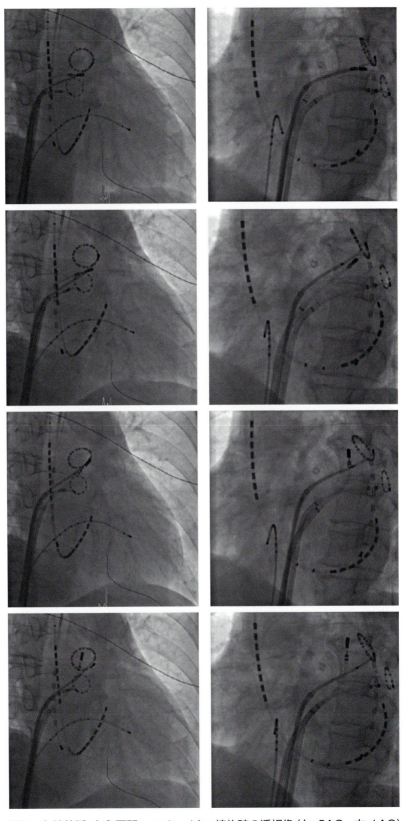

図7　左肺静脈-左心耳間 anterior ridge 焼灼時の透視像（左：RAO，右：LAO）

▶▶使用カテーテル

最近は，CARTO®3の場合カテーテルはコンタクトフォースモニタリング機能と56穴の多孔性チップを有するTHERMOCOOL SMARTTOUCH®を使用している。VISITAG™を用いて焼灼しており，FTIはpoint by pointではなく線状焼灼なので80に設定している（図8，動画5）。

EnSite Velocity™では，TactiCath SE™（Bi-directional）を使用し，Auto Mark機能を用いて焼灼している。TactiCath™はFTIのみならずLSI（lesion size index；コンタクトフォース，通電時間，通電時の出力より算出）も算出できる。FTIは100〜200，LSIは4〜5を基準に焼灼している（図9，動画6, 7）。TactiCath™ Bi-directionalはコンタクトフォースカテーテルにしては柔軟性があり，トルクも伝わるので，superiorのみならずinferior ridgeの焼灼にも適しているように思われる。最近では，LSI

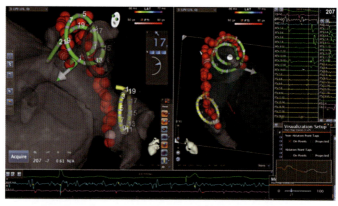

図8 THERMOCOOL SMARTTOUCH®でVISITAG™を用いた肺静脈隔離

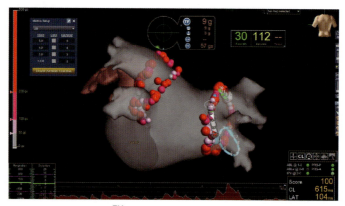

図9 TactiCath SE™ Bi-directionalでAuto Mark機能を用いた肺静脈隔離

はRF（radio frequency）焼灼サイズを予測できるが，出力とCFだけでは予測できなかったこと，しかもLSIの予測値はFTIよりも高かったことが報告されている[7]。あらかじめ3DCTである程度心筋の厚さを把握することにより，LSIを使用したテーラーメード治療，さらなる成績向上などが期待できる。

▶▶おわりに

LLRは左心房の中でも最も心筋の厚い部位であり，心房細動アブレーション後のPV reconnection，心房細動の再発，心房頻拍の素因になるのを防ぐために，3DCT imageとリアルタイムのジオメトリーの融合の精度の向上，使用しやすいコンタクトフォースカテーテルの使用，また，カテーテルを曲げた状態でトルクをかけ，しっかりとコンタクトさせて焼灼することが重要ではないかと考える。

文献

1) Takatsuki S, et al:Ridge-related reentry:a variant of perimitral atrial tachycardia. J Cardiovasc Electrophysiol. 2013;24(7):781-7.
2) McLellan AJ, et al:Pulmonary vein isolation:the impact of pulmonary venous anatomy on long-term outcome of catheter ablation for paroxysmal atrial fibrillation. Heart Rhythm. 2014;11(4):549-56.
3) Suenari K, et al:Left atrial thickness under the catheter ablation lines in patients with paroxysmal atrial fibrillation:insights from 64-slice multidetector computed tomography. Heart Vessels. 2013;28(3):360-8.
4) Makita Y, et al:Use of preprocedural multidetector computed tomography to decrease atrial fibrillation recurrence following extensive encircling circumferential pulmonary vein isolation. J Cardiol. 2012;60(3):236-41.
5) Kautzner J, et al:EFFICAS II:optimization of catheter contact force improves outcome of pulmonary vein isolation for paroxysmal atrial fibrillation. Europace. 2015;17(8):1229-35.
6) Kimura M, et al:Comparison of lesion formation between contact force-guided and non-guided circumferential pulmonary vein isolation:A prospective, randomized study. Heart Rhythm. 2014;11:984-91.
7) Calzolari V, et al:*In Vitro* Validation of the Lesion Size Index to Predict Lesion Width and Depth After Irrigated Radiofrequency Ablation in a Porcine Model. J Am Coll Cardiol EP. 2017;3:1126-35.

（中野由紀子）

2-8 肺静脈再伝導を認めない再発性心房細動に対する治療戦略

▶▶肺静脈再伝導を認めない再発性心房細動

　肺静脈隔離術が心房細動のカテーテルアブレーション治療の基本であることに疑いはない。どのタイプ（発作性でも持続性でも）の心房細動に対しても，肺静脈およびその周辺組織を左房から電気的に隔離することで治療効果を得られるが，この手技だけではコントロール不能な症例が少なからず存在する。この肺静脈隔離のみでは効果不十分な症例，すなわち肺静脈再伝導を認めない再発性心房細動にどのような治療戦略で対処するかは，心房細動アブレーションを行う医師として避けては通れない課題である。

　肺静脈再伝導を認めない再発性心房細動に対する治療戦略には，期待する治療効果出現のメカニズムごとにいくつかの種類があるが，本項では当院で施行しているアブレーション戦略を中心に概説する。

次のステップに行く前に…

　再アブレーションを施行する際，心房中隔穿刺を行い左房へアプローチしたあと，リング状カテーテルを肺静脈に挿入し電位が記録されないだけで，肺静脈隔離が完成していると短絡的に判断すべきではない。心房細動のトリガーとなりうる反復興奮は，肺静脈内からだけでなくその周辺領域からも出現する可能性が高い。初回アブレーションの精度によっては，肺静脈開口部よりも深部に焼灼ラインが形成されて，上下肺静脈の分岐部（いわゆるcarina）に電位が残存していることも多い。このような状況を考慮し，アブレーションカテーテルを用いて，電位が消失していなければならない領域を大まかにマッピングし，残存電位が記録された場合は焼灼を追加しておくことが重要である。

　また，ブロックライン上で高出力ペーシングを行い，捕捉されないことを確認する。捕捉された場合は完全に焼灼されていない可能性があるため，高周波通電を行うことで治療精度の向上につながる。あれこれと新しいところに手を広げる前に，基礎になる部分を固めておくことはきわめて重要である。

▶▶徹底的な非肺静脈起源の検索

肺静脈は心房細動のトリガー起源として多くを占めているものの，心房細動の約20～30%[1,2]は，いわゆる非肺静脈起源が原因になっている。肺静脈周囲の十分に広い範囲が隔離できているのであれば，理論上，心房細動再発の原因は非肺静脈起源からの反復興奮であると考えられる。

よって，これらを焼灼していくわけだが，非肺静脈起源に対するアブレーションを行う場合，出現頻度の高い領域をempiricalに焼灼または隔離する考え方も存在する。しかし，当院ではあくまで心房細動の自然発生が認められた領域についてのみアブレーションを行うことを原則にしている。したがって，手技中に非肺静脈起源からの心房細動誘発を証明するため徹底的な誘発を行っている。

非肺静脈起源の心房細動の誘発

以下の方法を用いて非肺静脈起源を同定する。

1. イソプロテレノール(ISP)負荷

    ISPを持続・漸増投与する。5→10→15→20μg/分と2分ごとに増量する。この過程で収縮期血圧が80mmHg未満に低下することがあるので，その場合は適宜投与量を減量する。

2. 心房ペーシングによる心房細動の誘発

    200ms burst*20 beatsからペーシング頻度を徐々に増加させ，心房細動を誘発する。心房細動を誘発するのに十分な1:1捕捉が得られない場合は，decrementalペーシングを行う。

3. 電気的除細動

    誘発後2分以上心房細動を持続させた上で，電気的除細動を行う。非肺静脈起源を有する場合，その後，数分間以内に肺静脈以外からの異所性興奮が出現しやすくなる。

4. アデノシン三リン酸二ナトリウム水和物(ATP)投与

    洞調律中にATPを20～40mg急速静注することでも非肺静脈起源が同定できることがある。なお，当院では非肺静脈起源の同定目的にはこの操作は行っていない。

非肺静脈起源のマッピング

非肺静脈起源のマッピングを行う際に最も重要なポイントは，その好発部位，解剖学的な出現頻度を理解しておくことである。限られた本数のカテーテルからの電位情報によって起源を推定するには，起源となりうる解剖学的

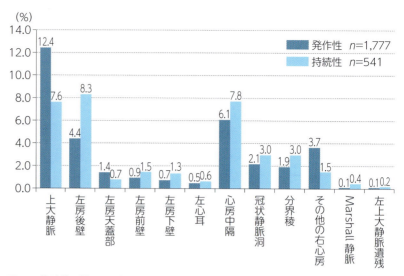

図1 非肺静脈起源の領域別出現頻度（2008〜2013年，横須賀共済病院）

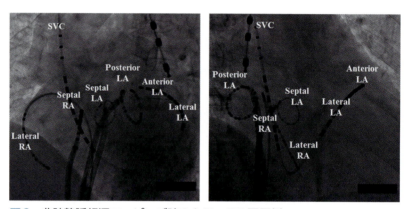

図2 非肺静脈起源マッピング時のカテーテル配置例
左：LAO 45°, 右：RAO 35°
LA：左心房, RA：右心房, SVC：上大静脈, Anterior：前壁, Lateral：側壁, Septal：中隔, Posterior：後壁

な領域が広いため，可能性の高い部位から徐々に捜査範囲を広げていくことが最も効率的である。

図1は非肺静脈起源の領域ごとの出現頻度を示している（当院自験例）。頻度的に考えれば，上大静脈と左房後壁そして心房中隔が好発部位であり，これらの領域以外からの起源をすべて合わせても3分の1程度にすぎない。

図2の通り，これらの好発部位をマッピングできるようにカテーテルを配置し，早期性が得られなかった場合はリング状カテーテルを操作し，可能性のある領域を調べていくとよい。

非肺静脈起源ごとのアブレーション手技については別項にゆずる。

▶▶徹底的な誘発操作を行っても非肺静脈起源を同定できない場合の治療戦略

上大静脈隔離術

上大静脈は，心房細動のトリガーとしての異所性興奮の好発部位である。しかし，上大静脈への心房筋の迷入量が多い場合，心房細動の持続維持に関与することがわかっている。すなわち，上大静脈は心房細動基質の一部となりうるため，この領域を電気的に隔離することでこれらが関与する心房細動の抑制が可能となる。当院においても，上大静脈由来の非肺静脈心房細動起源が確認されていない場合でもempiricalに隔離を行うことがある。

実際のアブレーション手順としては，まず上大静脈を造影し，解剖学的な位置関係を把握する。造影上，上大静脈の直線的なシルエットと右房が凸面状に張りだす移行点を解剖学的上大静脈-右房接合部と判断する（図3）。この領域からさらに10mmほど頭側をアブレーションすると，洞結節への傷害を防ぐことができる。通電ラインの直上にリングカテーテルを留置し局所電位を指標にアブレーションを行う方法と，3Dマッピングシステムを用いて解剖学的に行う方法がある。

図4は，心房細動中に施行した上大静脈隔離後の心内心電図である。上大静脈の隔離に成功すると同時に上大静脈には細動興奮が持続し，心房内は洞調律を回復した。心房細動中に，この領域が心房細動基質を持つか否かを心内心電図から肉眼的に判断することは困難であるが，周波数解析などを用いることで適応を判断する試みもされている。

上大静脈隔離時に注意すべき主たる合併症は，右横隔神経麻痺と洞結節傷

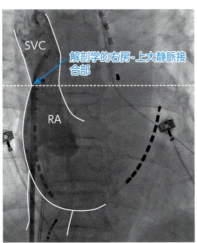

図3 解剖学的右房-上大静脈接合部
RA：right atrium, SVC：superior vena cava

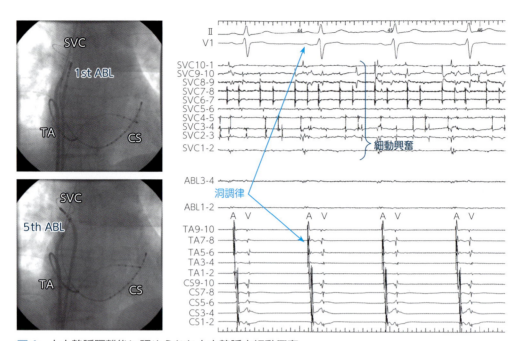

図4 上大静脈隔離後に認められた上大静脈内細動興奮
左：AP
ABL：ablation catheter, CS：coronary sinus, SVC：superior vena cava, TA：tricuspid annulus

害である．図4の症例の心房細動は電気的除細動でも停止不可能であったため，やむをえず心房細動中に隔離を行ったが，洞結節への傷害を速やかに把握するため洞調律中に通電することが基本である．

左房後壁隔離術

　左房後壁も上大静脈以上に，心房細動の持続に重要な役割を果たしていると考えられる．当院で施行している拡大同側肺静脈隔離術では，肺静脈後壁が比較的広範囲に隔離されていることになるが，左房後壁の隔離を加えることで非肺静脈起源とともに心房細動基質に対しても高い治療効果を期待できる．アブレーションのコンセプトはKumagaiらが考案した左房後壁box隔離術[3]と同様であるが，拡大同側肺静脈隔離と後壁隔離を別のプロセスと考えて分割し，症例に合わせてどこまで行うかを決定している点で異なる．当院では，リング状カテーテルを後壁に固定した状態でアブレーションを行うことが多い（図5）．

　図6は，拡大肺静脈隔離後に左房後壁隔離を行った際の心内心電図の経時的変化を示している．左上肺静脈の上部後壁側から通電を開始し，右上大静脈の基部に向かって高周波通電を繰り返す．このいわゆるroof lineが確実に形成されていくと，後壁に留置したリング状カテーテルの興奮順序が変化する（図6B）．その後，左右下肺静脈の後壁間をつなぐブロックラインを作

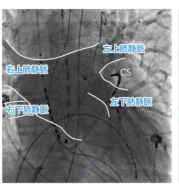
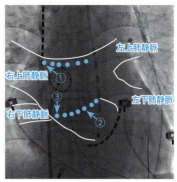

図5 肺動脈造影左房相と左房後壁隔離の通電ポイント（AP）

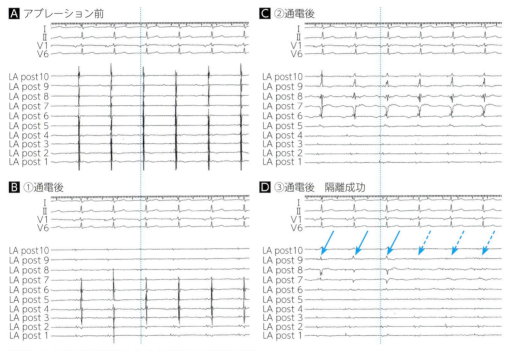

図6 左房後壁隔離時の心内心電図の経時的変化

成していくと，後壁の電位が徐々に遅延し（図6C）消失に至る（図6D点線矢印）。左房後壁で高出力ペーシングを行い，局所捕捉と，他の心房領域への伝播が認められないことを確認すれば，両方向性ブロックの作成に至ったことが証明できる（図7）。

本症例では，後壁隔離後に心房細動を誘発させたところ，心房細動は持続することなく自然停止したものの，隔離された後壁内では細動興奮が持続しており，左房後壁の心房細動持続に対する強い関与が示唆された（図8）。

左房後壁隔離には，食道を横断する形での焼灼が必要なことが多いため，食道温度モニタリングを注意深く行う必要がある。特に食道温度の上昇が認

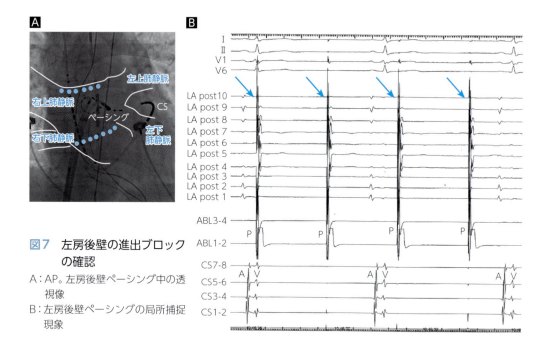

図7 左房後壁の進出ブロックの確認
A：AP。左房後壁ペーシング中の透視像
B：左房後壁ペーシングの局所捕捉現象

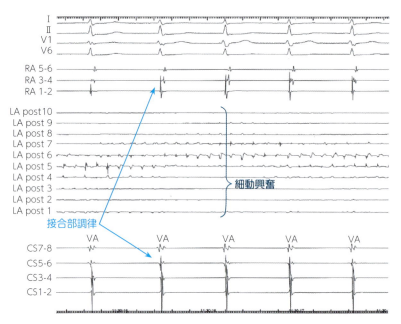

図8 隔離された左房後壁内の細動興奮

められる領域は，再伝導の好発部位ともなりうるため，短時間の通電を繰り返すなど，焼灼に工夫を要する。

これら2つの領域に対する伝導ブロックの作成はアブレーションのエンドポイントが明確であることから，比較的選択しやすい治療戦略である。

左側峡部ブロックの作成

左側峡部ブロックは僧帽弁輪に伝導ブロックを作成することで左房内の電気的障壁による心房細動基質の減少を意図したアブレーション法である。ブロックの作成法に関しては他項にゆずるが，この伝導ブロックの作成を中途半端に行うと，僧帽弁輪を旋回する医原性心房頻拍が高率に発生するため，両方向性ブロックを確実に作成することがきわめて重要である。

▶▶その他の心房細動基質に対するアブレーション

心房細動基質に対するその他のアプローチとしては，下記の戦略が考案され一定の効果が得られている。
- 電位指標による基質焼灼法
- 自律神経節アブレーション法
- 低電位領域に対するアブレーション

▶▶おわりに

心房細動アブレーション手技のうち，肺静脈隔離に関しては，冷凍凝固バルーンなどの普及により特別な治療法ではなくなってきている。しかし，心房細動アブレーションを行えば行うほど肺静脈隔離のみではコントロール不能な心房細動症例に直面することになる。このような症例に対し，いかに有効な治療を施しうるかに，心房細動アブレーションに携わる者の真価が問われると言っても過言ではない。今回提示した当院における治療戦略が心房細動治療の一助になれば幸いである。

文献

1) Takigawa M, et al : Impact of Non-Pulmonary Vein Foci on the Outcome of the Second Session of Catheter Ablation for Paroxysmal Atrial Fibrillation. J Cardiovasc Electrophysiol. 2015 ; 26(7) : 739-46.
2) Hayashi K, et al : Importance of nonpulmonary vein foci in catheter ablation for paroxysmal atrial fibrillation. Heart Rhythm. 2015 ; 12(9) : 1918-24.
3) Kumagai K, et al : A new approach for complete isolation of the posterior left atrium including pulmonary veins for atrial fibrillation. J Cardiovasc Electrophysiol. 2007 ; 18(10) : 1047-52.

（田中泰章，高橋　淳）

心房細動アブレーション治療としてのMarshall静脈への化学的アブレーションの位置づけは？

1998年，Haïssaguerreらは，心房細動のトリガーとなる心房期外収縮の約90％が肺静脈内の心筋から発生し，肺静脈内の起源に対するカテーテルアブレーションにより心房細動を根治しうることを報告した[1]。以来，発作性心房細動に関する肺静脈隔離は確立された治療となった。

一方，持続性心房細動では有効なアブレーション方法が確立しておらず，肺静脈隔離に追加する基質修飾のための様々なアブレーション方法が模索されている。

現在，非肺静脈起源心房細動および持続性心房細動に対するアブレーション方法として注目されているMarshall静脈に対する化学的アブレーションの選択と課題について述べたい。

▶▶Marshall静脈とは

1850年，John Marshallが初めて報告したMarshall静脈は，冠静脈洞から分岐し，左肺静脈と左心耳の間（つまり左肺静脈の前方，左心耳の後方）の心外膜側を斜走する静脈である（図1）[2]。胎生期の左上大静脈の痕跡であるMarshall静脈は，その周囲の筋鞘および神経組織が心房細動の発生や維持に関与していると考えられている。Marshall静脈は遠位部で靱帯化するが，その位置は個人によりバリエーションがある。筆者らは連続220例の冠静脈造影にて，Marshall静脈の解剖を8つのgroupに分類した（図2）。①none group，②small group，⑧その他以外の177例（80.5％）がMarshall静脈にアプローチ可能で，化学的アブレーションを行うことができた。

▶▶Marshall静脈の化学的アブレーション

2009年，ValderrábanoらによりMarshall静脈に対する化学的アブレーションが報告された[3]。図3に実際の手技を示す。冠静脈洞造影にてMarshall静脈の存在を確認できる（図3A）。図3Bにシステムを示す。心臓

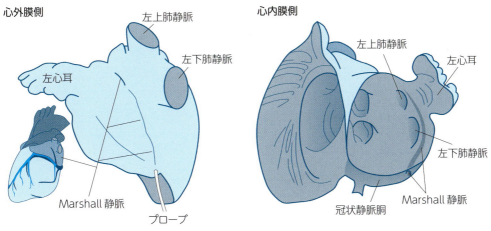

図1 Marshall静脈の解剖 （文献2をもとに作成）

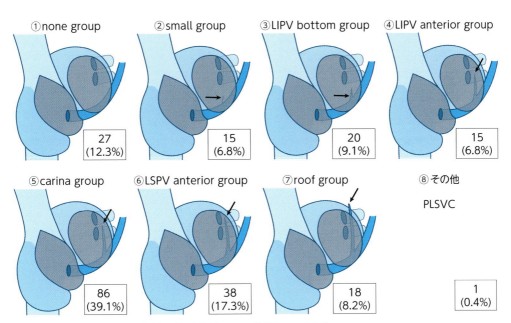

図2 Marshall静脈の解剖（冠静脈造影による分類，n=220）
PLSVC：persistent left superior vena cava（左上大静脈遺残）

　再同期療法に用いるガイディングシース（親カテ，子カテ）を用いる。0.015インチガイドワイヤーをガイドにオーバー・ザ・ワイヤータイプのバルーンをMarshall静脈に挿入し，楔入する。そして無水エタノール3〜5mLをバルーンのワイヤールーメンから注入する。エタノール注入後の造影（図3C）により，Marshall静脈に沿った障害エリア（白色点線）が確認できる。図3D，3Eにエタノール注入前後のvoltage mapを示す。エタノール注入後にMarshall静脈の走行に沿った低電位領域を認める。

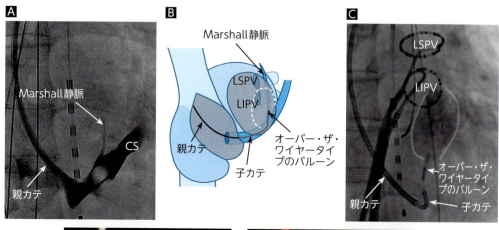
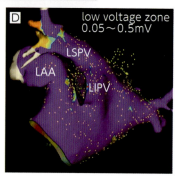
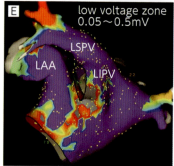

図3　Marshall静脈の化学的アブレーション
A：RAO 30°．冠静脈洞造影
B：化学的アブレーションシステム
C：RAO 30°．エタノール注入後
D：エタノール注入前のvoltage map（EnSite NavX™）
E：エタノール注入後のvoltage map（EnSite NavX™）

▶▶化学的アブレーションの効果

Marshall静脈起源の上室性期外収縮

　肺静脈以外の部位から出現する異所性発火が心房細動の引き金となることも少なくない．好発部位のひとつとして，Marshall静脈が挙げられる．HwangらはMarshall静脈起源の上室性期外収縮をトリガーに心房細動が起こった症例を報告した[4]．また，筆者らはMarshall静脈起源の上室性期外収縮に対して化学的アブレーションを行った症例（40歳代男性，発作性心房細動）を報告した[5]．

　図4Aにエタノール注入前後の体表面心電図を示す．注入前は上室性期外収縮二段脈を認めるが，注入直後に消失した．図4BにMarshall静脈の選択的造影を示す．造影剤の染まり（図4C）を認め，エタノールによる心筋障

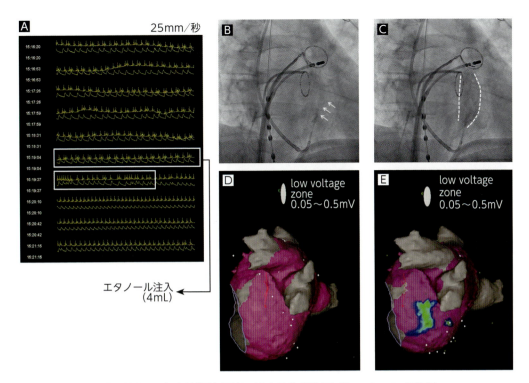

図4 Marshall静脈起源の上室性期外収縮に対する化学的アブレーションの効果
A：化学的アブレーション中の心電図
B：Marshall静脈の選択的造影
C：化学的アブレーション後
D：エタノール注入前のvoltage map（CARTO®3）
E：エタノール注入後のvoltage map（CARTO®3）

害の範囲が認識できる。図4D，4Eにエタノール注入前後のvoltage mapを示す。エタノール注入後にMarshall静脈の走行に沿った低電位領域（図4E）を認め，図4Cの範囲と一致する。エタノール注入前後で肺静脈電位の変化は認めなかったことから，本症例ではMarshall静脈起源の上室性期外収縮に対し，化学的アブレーションが効果を示したと考えられた。

ganglionated plexiに対する効果

心房の心外膜側脂肪層に存在する内因性自律神経叢ganglionated plexi（GP）が，心房細動の発生や維持に重要な役割を果たすことが知られている。また，Marshall静脈周囲のGPも心房細動の発生との関連が報告[6]されている。Báez-Escuderoらと筆者らはMarshall静脈内の電極からの高頻度・高出力刺激で認めた迷走神経反射が，エタノール注入により全例で消失することを報告した[7]。

実際の症例を図5に示す。Marshall静脈に挿入した電極カテーテル（図5A）のdistal（1-2）にて高頻度・高出力刺激（20Hz, pulse width 10ms,

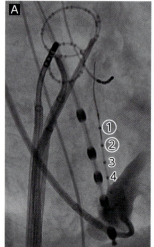
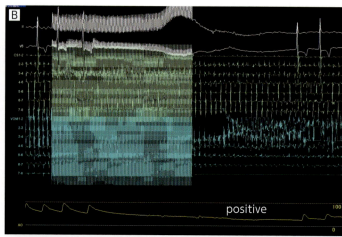
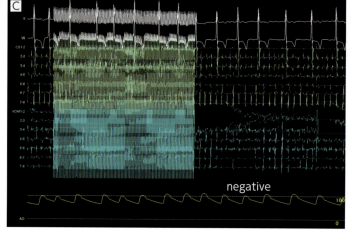

図5 Marshall静脈の化学的アブレーションのganglionated plexiに対する効果
A：RAO 30°。Marshall静脈に挿入した電極カテーテル（3Fr 8極monorail type）
B：エタノール注入前
C：エタノール注入後

output 20V）を施行した．図5Bにエタノール注入前の心電図および動脈圧波形を示す．刺激により洞停止および血圧低下を認め，迷走神経反射陽性と診断した．エタノール注入後は，刺激により洞停止および血圧低下を認めず，迷走神経反射陰性となった（図5C）．

mitral isthmus blocklineに対する効果

持続性心房細動に対して，肺静脈隔離に追加する基質修飾方法にmitral isthmus blocklineの作成が挙げられる．しかし，高周波カテーテルアブレーションによるmitral isthmus blocklineが作成困難な症例が存在する．

Báez-Escuderoらは，Marshall静脈の化学的アブレーションにより，mitral isthmus blockline作成が容易になると報告した[8]．エタノール注入による心筋障害は僧帽弁輪側に伝導gapを残すことが多い．エタノール注入後，追加通電前における左心耳ペーシング中のactivation mapを図6Aに示す．僧帽弁輪側に時計方向の伝導を認める（点線矢印）．図6Bに追加通

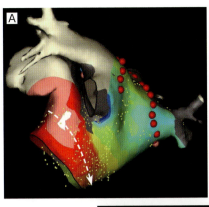
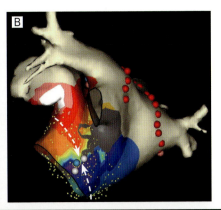
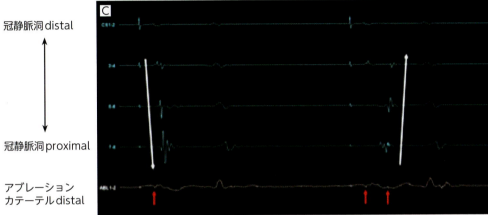

図6 Marshall静脈の化学的アブレーション後のmitral isthmus blockline作成
A：エタノール注入後，追加通電前（EnSite NavX™：activation map）
B：エタノール注入後，僧帽弁輪側の追加通電にてmitral isthmus blocklineが完成（EnSite NavX™：activation map）
C：追加通電にてmitral isthmus blocklineの完成

電後のactivation mapを示す．僧帽弁輪側の伝導gapに対し，心内膜側から1回の高周波通電（青タグ）にてmitral isthmus blocklineを作成できた．図6Cにmitral isthmus blockline作成時の心内心電図を示す．冠静脈洞の電位のactivationがdistal→proximalからproximal→distalに変化し，blockline作成が確認できた．

▶▶日本におけるMarshall静脈に対する化学的アブレーションの現状

日本におけるMarshall静脈に対する化学的アブレーションは，2012年1月に沖重　薫先生（横浜市立みなと赤十字病院）が開始された．筆者らの調査によると，2017年8月までの約5年半で国内25施設で1,138症例に行われ，うち893例（78.5％）が効果を示した（mitral isthmus blocklineの作

成，Marshall静脈起源上室性期外収縮の消失など）。また，合併症として心タンポナーデ6例（0.5％），心囊液貯留18例（1.6％），冠動脈解離8例（0.7％），周術期死亡1例（0.1％）を認めた。

▶▶Marshall静脈に対する化学的アブレーションの課題

現在の課題として，①洞調律維持効果においてランダマイズ研究がないこと，②急性期の効果や安全性は確認されているが，慢性期の効果や安全性が不明なこと，③Marshall静脈の形状にvariationがあり，アプローチできない症例があること，④シースやガイドワイヤーの操作に熟練を要すること，⑤保険適用がない（各施設の倫理委員会の承認が必要，バルーンカテーテルが持ちだしとなる），などがある。

▶▶Marshall静脈に対する化学的アブレーションの適応

本法の最も良い適応として，Marshall静脈近傍起源の上室性期外収縮や，Marshall静脈を介したre-entryが考えられる症例，高周波によるmitral isthmus blockline作成困難例などが挙げられる。今後エビデンスが確立すれば，肺静脈隔離に追加する基質修飾法として，初回の持続性心房細動症例に対しても適応となる可能性がある。

◎

これまで述べたように，Marshall静脈およびその周囲の筋鞘および神経組織は心房細動の発生や維持に関与していると考えられ，化学的アブレーションは心房細動治療のオプションとして期待される。本治療が普及するには，さらなるエビデンスの構築が必要である。

文献

1) Haïssaguerre M, et al: Spontaneous initiation of atrial fibrillation by ectopic beats originating in the pulmonary veins. N Engl J Med. 1998; 339(10): 659-66.
2) Noheria A, et al: Anatomy of the coronary sinus and epicardial coronary venous system in 620 hearts: an electrophysiology perspective. J Cardiovasc Electrophysiol. 2013; 24(19): 1-6.
3) Valderrábano M, et al: Retrograde ethanol infusion in the vein of Marshall: regional left atrial ablation, vagal denervation and feasibility in humans. Circ Arrhythm Electrophysiol. 2009; 2(1): 50-6.
4) Hwang C, et al: Vein of Marshall Cannulation for the Analysis of Electrical Activity in Patients With Focal Atrial Fibrillation. Circulation. 2000; 101(13): 1503-5.
5) Keida T, et al: Elimination of non-pulmonary vein ectopy by ethanol infusion in the vein of Marshall. Heart Rhythm. 2013; 10(9): 1354-6.

6) Lu Z, et al: Autonomic mechanism for initiation of rapid firing from atria and pulmonary veins: evidence by ablation of ganglionated plexi. Cardiovasc Res. 2009; 84(2): 245-52.
7) Báez-Escudero JL, et al: Ethanol infusion in the vein of Marshall leads to parasympathetic denervation of the human left atrium: implications for atrial fibrillation. J Am Coll Cardiol. 2014; 63(18): 1892-901.
8) Báez-Escudero JL, et al: Ethanol infusion in the vein of Marshall facilitates mitral isthmus ablation. Heart Rhythm. 2012; 9(8): 1207-15.

（慶田毅彦）

2-10 流出路起源心室性期外収縮に対する多面的アプローチ

▶▶ 流出路起源の心室性期外収縮

流出路起源の心室性期外収縮（ventricular premature contraction；VPC）では，preferential conductionの存在を考える必要があり，右室流出路からの高出力通電を続けることは避けるべきと言える。流出路起源のVPCに対して，左冠尖からの通電にて成功通電が得られた症例を呈示し，VPCにおける手技のポイントを示したい。

> **症例**
> 71歳，男性。動悸にて受診。薬剤抵抗性のVPCに対してカテーテルアブレーションを施行した。VPCの移行帯はV3-4であった。

アブレーション手技

入室時からVPCは頻発しており（図1），CARTO®3システムPASOモジュール（ジョンソン・エンド・ジョンソン）を用いてペースマッピングを行った。右室流出路中隔側にて，良好なペースマップ（PASO correlation：0.892，図2）を認め，同部位における体表面心電図波形からの早期性は－20msec（図3）であった。イリゲーションカテーテルで30Wにて通電を行ったところ（焼灼部位：図4），一過性にVPC抑制されたが，ほどなく再発した。

次の一手としては，①高出力で焼灼，②左室流出路のマッピング，③再度右室流出路のマッピング，などが考えられる。

実際の対応

ペースマップは最良とは言えず，早期性も十分ではないと判断し，VPC起源は左室流出路にあると考えた。**経大動脈アプローチにて左冠尖をマッピングした**。同部位にて**最良のペースマップ**（PASO correlation：0.950，図5）**を認め**，体表面心電図波形からの早期性は－36msec（図6）であった。

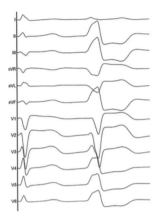

図1 VPCの頻発する心電図

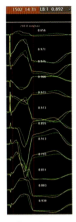

図2 ペースマップ（右室流出路中隔側）

PASO correlation：0.892

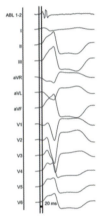

図3 体表面心電図波形からの早期性（−20msec）

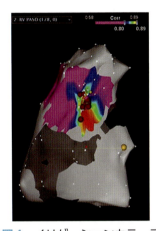

図4 イリゲーションカテーテルの通電による焼灼部位

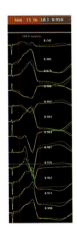

図5 ペースマップ（経大動脈アプローチ，左冠尖）

PASO correlation：0.950

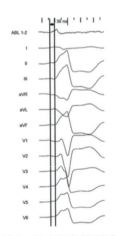

図6 体表面心電図波形からの早期性（−36msec）

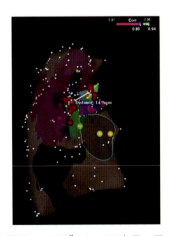

図7 イリゲーションカテーテルの通電による焼灼部位

CARTO®3システムにおける両通電部位の最短距離（14.9mm）

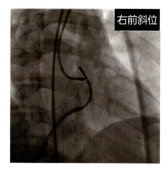 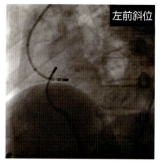

図8　両通電部位における透視上のカテーテル位置

イリゲーションカテーテルで30Wにて通電を行ったところ（焼灼部位：図7），すぐにVPCは消失した。CARTO®3システムにおける両通電部位の最短距離は14.9mmであった（図7）。両通電部位における透視上のカテーテル位置を示す（図8）。

▶▶ 流出路起源のVPC症例におけるポイント

流出路起源のVPCは常にpreferential conductionの存在を考える必要がある[1]。図9にpreferential conductionのイメージ図を示す。本症例のように右室流出路のマッピングにて比較的良好なペースマップが得られるにもかかわらず，通電にて抑制困難な場合がしばしばみられる。この場合，カテーテルコンタクトを強めることや，出力を上げることで有効通電となる可能性もあるが，**大動脈冠尖起源を考える必要がある。VPC起源から右室流出路へのpreferential conductionを認める場合には，左または右冠尖に**

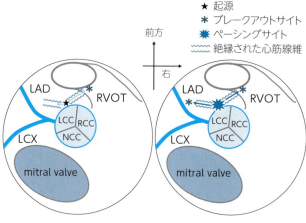

図9　preferential conductionのイメージ
LAD：左冠動脈前下行枝，LCX：左冠動脈回旋枝，RVOT：右室流出路，LCC：大動脈弁左冠尖，RCC：大動脈弁右冠尖，NCC：大動脈弁無冠尖，mitral valve：僧帽弁　　　　　　（文献1をもとに作成）

おけるマッピングにてより早期性を認める部位が記録でき，容易に焼灼できる可能性が高いためである。右室流出路からの高出力通電をいたずらに続けるのを回避することが肝要である。

▶▶ その他の対応

LV summit近傍のVPCの場合は，冠静脈洞遠位部（coronary sinus distal；CSd）～前室間静脈（anterior interventricular vein；AIV）からのアプローチが必要となる可能性がある。当院では，胸部誘導における移行帯がV1またはV2の場合は，2Frの多極カテーテルをCSd-AIVに留置したあと，右室流出路，冠尖，CSd-AIVの3箇所からのマッピングを行うようにしている。ただし，CSd-AIVにアブレーションカテーテルを留置した場合，高インピーダンスとなるため焼灼が困難である場合が少なくない。

本症例のまとめ

- 流出路起源のVPCに対して，左冠尖からの通電にて成功通電が得られた症例である。流出路起源のVPCの場合には，常にpreferential conductionの存在を考え，ペースマップ波形，局所の早期性に加えて解剖学的位置関係にも注意を払う必要がある。

文献

1) Yamada T, et al: Preferential conduction across the ventricular outflow septum in ventricular arrhythmias originating from the aortic sinus cusp. J Am Coll Cardiol. 2007;50(9):884-91.

（田坂浩嗣）

3章 ホットバルーン

3-1 高周波ホットバルーンを用いて拡大肺静脈隔離を行うには

　発作性心房細動（PAF）の発生源は，主に肺静脈およびその前庭部にあることがわかり，PAFに対する拡大肺静脈隔離のカテーテルアブレーションが行われるようになった。この肺静脈径は10mmから30mmに及ぶので，その焼灼範囲は広い。7Fラージチップ電極を用いた高周波カテーテルアブレーションでは，多数回の焼灼を必要とするため手技時間が長く，ギャップができやすいため術後心房頻拍が多い。また，電極から直接電流を組織に流すため，組織温度を制御できず，血栓塞栓やスチームポップによる心タンポナーデを合併する危険がつきまとう。このような欠点を克服するため，高周波ホットバルーンカテーテルを開発した[1〜6]（図1）。

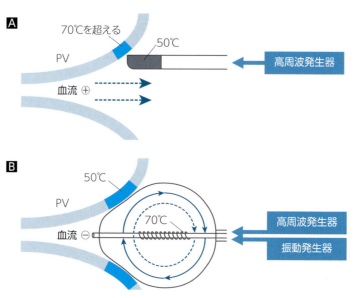

図1　ラージチップアブレーション（A）とホットバルーンアブレーション（B）の比較
ラージチップアブレーションでは組織温度を制御できないため，血栓形成やスチームポップを生じる。ホットバルーンアブレーションでは組織温度を70℃以下に制御できるので，血栓やタンポナーデを生じない。

▶▶高周波ホットバルーンカテーテル（図2）

カテーテルシャフトの内筒と外筒の先端近傍にポリウレタン製の柔軟なバルーンが設置され，バルーン径は内液量によって20mmから33mmまで拡張可能で，内部に高周波通電用のコイル電極と温度センサーが付属されている。バルーンを生理食塩水（生食）と造影剤の混合液で拡張し，外部高周波発生器によりバルーン内液を高周波誘導加熱しながら，外部振動発生器からシャフトを介して波動を送り，バルーン内液を撹拌してバルーン表面温度を均一化する。

高周波発生器の出力は緩徐に上昇し，20～30秒かけて65～70℃の目標温度に達するので，急激な温度変化による組織破壊はない。バルーン膜と接触する組織は主に熱伝導によって焼灼されるので，深達度はバルーン膜温度と通電時間によって決定される。

バルーン径26mmで中心温度70℃のときは通電時間2分で2.3mmの深部が50℃に達し，3分間で3.2mmが50℃に達する。50℃が1分間続くと細胞の興奮膜は不可逆的変化を起こすので，3～4分で2.3～3.2mmの深度まで熱凝固される。PV口および前庭部の心房筋の厚さはおよそこの範囲にある。

▶▶アブレーション前検査

術前に撮影した3DCT（図3）によりPVの走向，PVの口径，心筋スリーブの厚さ，横隔膜神経の走行および食道の走向を把握する。一般的に，RSPVとLSPVの心筋スリーブは発達しており，RIPVとLIPVのスリーブの発達は悪い。このスリーブの発達に合わせて，バルーンのPV内挿入度，中心温度と通電時間を決める。右横隔膜神経は心陰影右縁に沿って走行するが，食道は個人差がある。胸部X線，生化学検査，心エコーは通常通り行う。3DCTで左心耳血栓が疑われたら経食道エコーを行う。

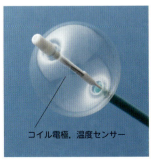

図2　ホットバルーンのデザイン
ポリウレタン製の柔軟な膜でできており，内部に高周波通電用コイル電極と温度センサーが設置されている。アブレーション時にはバルーン内は生理食塩水と造影剤の混合液で満たされ，高周波通電によりこの内液を加熱し，振動発生器により撹拌して温度を均一化する。

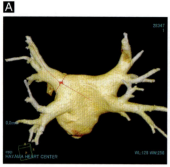
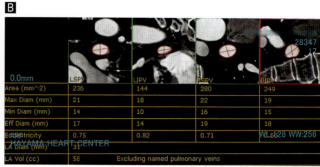

図3　発作性心房細動の一例
術前に3DCT（A）を撮影し，左房容積・肺静脈径・心筋スリーブの厚さを計測（B）する。Bは各肺静脈口の面積，最大径，最小径，有効径，離心率，左心房径と体積を示す。

▶▶ホットバルーンアブレーションの実際

①全身麻酔あるいは深鎮静下に，食道内に温度センサーと冷却水注入用のチューブを挿入する。

②頸静脈より冠状静脈洞内に多極カテーテルを挿入し，心内エコーガイド下に心房中隔穿刺を行う。

③スパイラルガイドワイヤーを左心房内に挿入し，16Fダイレーターにより大腿静脈穿刺部と中隔穿刺部を前拡張したあと，ステラブルガイドシースを左心房内に挿入する。

④バルーンカテーテルにJチップガイドワイヤーを挿入し，その先端をガイドシース内に挿入したあと，バルーン内液を吸引しながらストレッチして，バルーンを収縮させてガイドシース内に挿入する。

⑤上大静脈内に横隔膜ペーシング用の電極カテーテルを留置する。

以下に，発作性心房細動の自験例を中心に解説する。

RSPV口と前庭部の焼灼（図4，5）

ガイドワイヤーを右上肺静脈（RSPV）上枝に留置し，これを介してバルーンカテーテルをPV内に挿入し，バルーン内液を注入して拡張したバルーンをRSPV口に密着させる。このときバルーン先端は心陰影右縁までとし，これを超えると横隔神経麻痺やPV狭窄を起こしやすい。

上大静脈に挿入した電極カテーテルと高出力電気刺激装置を用いて，横隔膜神経ペーシングを1分間60回で行う。RSPV口に密着させたバルーン先端より造影して閉塞性PV造影が得られたら，70℃にて1～1.5分間通電する。

続いてバルーン内液2～3mLを追加し，さらに拡張して前庭部焼灼を2～3分行う。横隔膜ペーシング中に横隔膜の動きが低下した場合は，直ちに

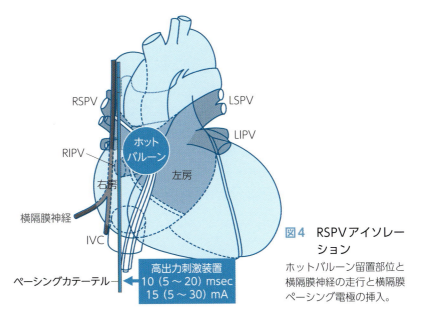

図4 RSPVアイソレーション
ホットバルーン留置部位と横隔膜神経の走行と横隔膜ペーシング電極の挿入。

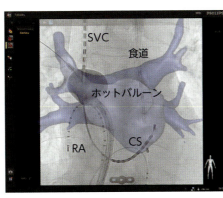

図5 EPナビゲーター
RSPVアイソレーション時の電極カテーテルとホットバルーンカテーテルの位置。

バルーンを抜去して通電を中止すると神経麻痺は回復する。

　PV電位の残存があれば，バルーン内液を2〜3mL追加して拡張し，PV口近位部にアブレーションを追加する。続いてガイドワイヤーを押してバルーンを天蓋部右側に移動し，70℃で3分間行う。次にバルーンをストレッチして楕円形とし，右回転をかけ右carinaのアブレーションを70℃2.5分間施行する（図6）。

RIPV口と前庭部の焼灼（図6, 動画1〜4）

　バルーン内液を吸引しながらストレッチしてバルーンを収縮させ，ガイドシースの中に引き込む。ガイドシースを90°曲げて先端をRIPV口に向け，ガイドワイヤーをRIPV中枝の奥に挿入する。収縮したバルーンをRIPV内に挿入し，ストレッチを解除してバルーンを拡張する。バルーン先端がわず

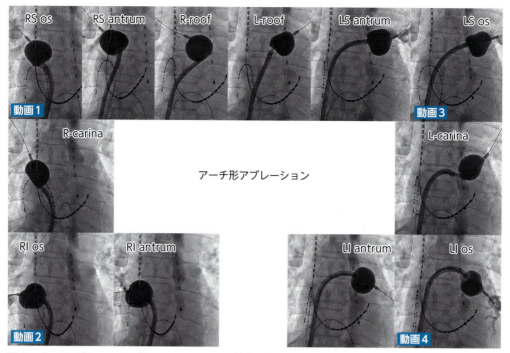

図6 ホットバルーンアブレーションによる拡大肺静脈隔離
PV口周囲に加え，carinaおよび天蓋部後壁も焼灼してアーチ型にアブレーションを施行する。連続焼灼により一塊とし，マクロリエントリーによる心房頻拍の成立を防ぐと考える。

かにRIPV口に挿入された状態で，カテーテルシャフトを押してバルーンをPV口周囲に圧着し，先端造影にて閉塞性肺静脈造影像が得られたら70℃1分間通電する。続いて2〜3mL内液を注入して，バルーンをさらに拡張してRIPV前庭部に押しつけ，70℃2分間通電する。

LSPV口と前庭部の焼灼（図7）

右側の焼灼が終了したら，ガイドシース内にバルーンを引き込んで，ガイドワイヤーをLSPV上枝に留置し，これを介してバルーンをPV内に挿入する。このとき，誤って左心耳に挿入すると穿孔するので注意を要する。抵抗があるときはガイドシース先端より造影して，LSPVと左心耳を鑑別する。

次に，バルーン内液を注入しながらストレッチを解除し，バルーンを拡張してLSPV口に密着させる。

LSPVと左心耳が近接してridgeが発達した例では，PV隔離にテクニックを要する。バルーンをPV内にある程度深く挿入する必要があるが，バルーン先端が心陰影左縁を超えないことが大切である。ガイドワイヤーの留置部位をLSPV上枝あるいは中枝に変え，バルーン形状や接触状態に変化を与える必要が時にある。

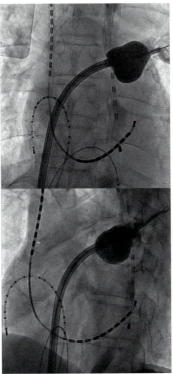
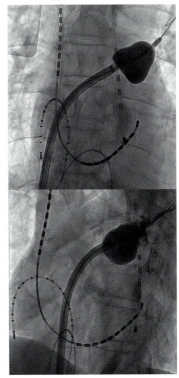
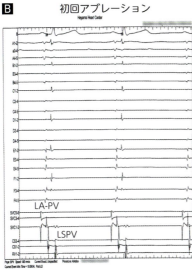
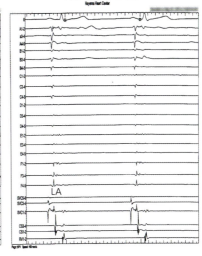

図7 LSPVアイソレーション難治例

A：上（PA），下（LAO）

LSPVに左心耳が隣接するとアイソレーションが難しい。本症例では最初ガイドワイヤーをLSPV下枝に挿入し，バルーンを心陰影左縁まで挿入してアブレーションしたが，PV電位が残存したためLSPV上枝に挿入し直してアブレーションしたところ，PV電位は完全に消失した。

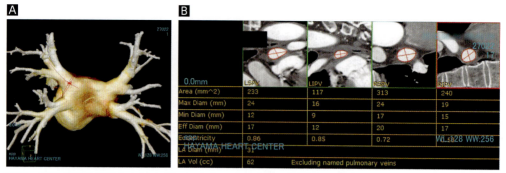

図8 図7症例の術後3カ月の3DCT (A) と左房容積・肺静脈径・心筋スリーブの厚さの計測 (B)
PV基部の縮小を認めるが，PV有意狭窄はみられない．Bは各肺静脈口の面積，最大径，最小径，有効径，離心率，左心房径と体積を示す．

さらに前庭部焼灼を行う．すなわち，2～3mLバルーン内液を追加し，バルーンを拡張して前庭部に押し当て，70℃3分間通電する．

アブレーション後電位を記録し，PV電位が残存しているとき (図7B左) は，ガイドワイヤーを挿入するPV枝を下方に変えて (図7A右)，バルーンを拡張して焼灼を追加すると，PV電位の消失をみる (図7B右)．

続いて，ガイドワイヤーを押してバルーンを左側天蓋部に押し当て，70℃3分間通電する．バルーン内液を2～3mL吸引してストレッチをかけ，楕円形にしたバルーンを左carinaに押し当て，70℃3分間通電する．終了したら，バルーン内液を吸引しながらストレッチしてバルーンを収縮させ，ガイドシース内に引き込む．

LIPV口と前庭部の焼灼 (図6右下図)

ガイドシースを90°以上屈曲しながら先端を天蓋部に接近させ，高い位置からLIPV下枝にガイドワイヤーを挿入する．次にバルーン先端をLIPV末梢に挿入し，内液を注入しながらストレッチ解除すると，バルーンは拡張して後方に移動する．バルーン先端がわずかにLIPV口に挿入されたところでバルーンをLIPV口周囲に押し当て，65～70℃2分間通電し，さらに2～3mLの内液を注入し，バルーンを拡張して前庭部に押し当て，65～70℃2.5分間通電する．

本症例も経過は順調で，合併症はみられない (図8)．

左肺静脈共通口症例の焼灼 (図9)

図9AにLSPV径・LIPV径ともに18mmで，共通口径27mmの3DCTを示す．このような症例はCARTO®やクライオバルーンでは困難であるようだが，ホットバルーンでは容易に隔離できる．図10はPV造影である

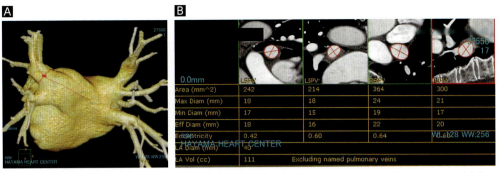

図9 左肺静脈共通口症例の3DCT（A）と左房容積・肺静脈径・心筋スリーブの厚さの計測（B）
Bは各肺静脈口の面積，最大径，最小径，有効径，離心率，左心房径と体積を示す．

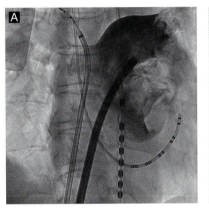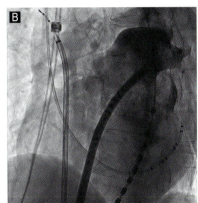

図10 左肺静脈共通口の造影
A：PA，B：LAO

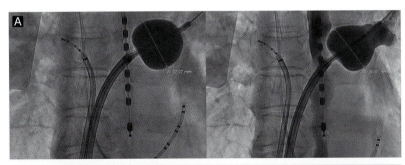

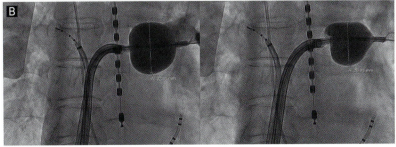

図11 左肺静脈共通口隔離
A：左上方肺静脈の隔離，B：左下方肺静脈の隔離

が，明らかなLPV共通項を示す．図11A右にはLSPV口周囲に密着した直径30mmのホットバルーンを示す．先端造影では閉塞性PV造影が認められる．ここで70℃3分間通電し，さらにバルーンを32mmまで拡張して70℃3分間前庭部を焼灼したところ，持続していた心房細動は停止した（図12）．さらに，LIPV口周囲と前庭部にバルーンアブレーションを加えたところ，共通口のPV電位も消失した．図13は本症例におけるアーチ形の広範囲肺静脈隔離を示す．

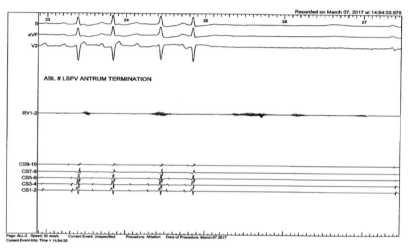

図12 ホットバルーンアブレーション中の心房細動の停止
左上方肺静脈前庭部焼灼中に心房細動は停止し，洞調律となる．

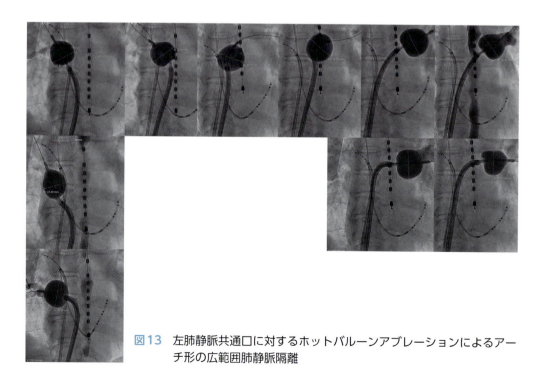

図13 左肺静脈共通口に対するホットバルーンアブレーションによるアーチ形の広範囲肺静脈隔離

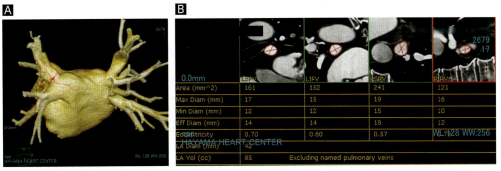

図14 図9症例の術後3カ月の3DCT（A）と左房容積・肺静脈径・心筋スリーブの厚さの計測（B）
Bは各肺静脈口の面積，最大径，最小径，有効径，離心率，左心房径と体積を示す．

　　　図14は術後3カ月の3DCTである。左心房容積の減少とPV基部の縮小を認めるが，有意なPV狭窄はない。術後合併症はなく経過順調である。

▶▶合併症対策

食道潰瘍と食道左心房瘻

　　　食道温度モニターと食道冷却をしっかり行えば，食道壁の潰瘍化と左心房瘻を避けることができる。

　　　バルーンが食道に近い場合は，食道温度が上昇する。統計的にはLIPV隔離時が最も温度上昇しやすいが，食道の走行には個人差がある。あらかじめ冷却水として，生食と低浸透圧造影剤の混合液を0℃近くまで冷蔵庫で冷却したものを用意する。造影剤は0℃近くまで冷やすと粘性が増す。食道温度が39℃を超えたら，チューブより食道内に持続点滴するか，ワンショット注入を繰り返す。

　　　食道温度が下がらないときは，バルーン設定温度を下げて通電時間を延長するか，バルーンによる食道圧迫をゆるめる。

　　　術後，食物嚥下時に違和感のあるときは早めに内視鏡検査を施行する。

心タンポナーデ

　　　ホットバルーン焼灼温度は70℃を超えないので，スチームポップ（温度が100℃に達すると水蒸気破裂による組織穿孔をきたす）による心タンポナーデはない。しかし，カテーテルの不用意な操作から，心房細動により線維化して脆弱となった心房筋の穿孔を起こすことがある。動脈系と異なり，静脈径はもともと弾性が弱くて薄いため，先を急ぐあまり操作スピードを上げる

ことは禁物である。

PV狭窄

　心筋スリーブの発達していない小口径のPV口を高温で長時間焼灼すると，内膜増殖によるPV口の有意狭窄をきたす．RIPVやLIPVはもともと心筋スリーブが短く口径も小さいので，できるだけバルーンをPV口から奥に入れないことが大切である．RSPVやLSPVで大口径のものは心筋スリーブが発達しているので，バルーンをやや奥に入れても有意な狭窄はきたさない．

　左心耳や右心房など隣接臓器のクーリングの影響を受けやすい部位では，バルーンはPV口よりやや奥に挿入すると，PV隔離を達成しやすい．

脳梗塞

　ヘパリン投与によりACTを300～400秒に延長しておけば，ホットバルーンアブレーションによる血栓形成は起こらない．しかし，カテーテルルーメンのフラッシュを十分に行わないと，血栓や空気による塞栓を生じる．特に，ガイドシースルーメンは15mLあるため，十分な量のヘパリン加生食でフラッシュしないと塞栓の危険がある．

横隔神経麻痺

　3DCTをよくみると，RSPV口あるいはRIPV口の近くに右横隔膜神経が走行しているのがわかるので，この部位にホットバルーンを接近させないように注意する．ホットバルーンアブレーション中は横隔膜ペーシングを早いレートで行い，横隔膜の動きが低下したら，すぐにバルーンを抜去する．神経麻痺をきたしたらステロイド注入を行う．

血管合併症

　大腿静脈穿刺部を長時間圧迫すると血栓が形成され，心房中隔欠損口を介して奇異性塞栓を起こすことがある．そのため，大腿穿刺部位はタバコ縫合を行い，圧迫止血を避けるほうが賢明である．

感染性心内膜炎

　術後は暴飲暴食を避け，禁酒することが大事である．酒浸りの不健康な生活から，歯槽膿漏や気管支炎を起こすことは言語道断である．焼灼部位は脆弱であり，線維化して安定するまでに数カ月かかるので，二次的な心内膜炎を起こしやすいため術後の養生が大切である．

ホットバルーンアブレーションの利点

　ホットバルーンアブレーションは組織温度を70℃以下に制御できるので，過度の焼灼による血栓形成や心タンポナーデを避けることができる。また，点焼灼ではなく三次元的面焼灼なのでギャップができず，術後心房頻拍が少ない。バルーン径は20mmから33mmまで可変であるし，コンプライアンスの高いバルーンなので形状も変化させることができ，PVの形状を選ばず，かつ左心房後壁も焼灼可能である。心房細動のカテーテルアブレーションには安全性と有効性が高く，最も適したデバイスと言える。

文　献

1) Satake S, et al : Usefulness of a new radiofrequency thermal balloon catheter for pulmonary vein isolation : a new device for treatment of atrial fibrillation. J Cardiovasc Electrophysiol. 2003 ; 14(6) : 609-15.
2) Sohara H, et al : Feasibility of the radiofrequency hot balloon catheter for isolation of the posterior left atrium and pulmonary veins for the treatment of atrial fibrillation. Circ Arrhythm Electrophysiol. 2009 ; 2(3) : 225-32.
3) Yamaguchi Y, et al : Long-Term Results of Radiofrequency Hot Balloon Ablation in Patients With Paroxysmal Atrial Fibrillation : Safety and Rhythm Outcomes. J Cardiovasc Electrophysiol. 2015 ; 26(12) : 1298-306.
4) Sohara H, et al : Prevalence of esophagealulceration after atrial fibrillation ablation with the hot balloon ablation catheter : what is the value of esophageal cooling? J Cardiovasc Electrophysiol. 2014 ; 25(7) : 686-92.
5) Sohara H, et al : Hot Balloon Ablation of the Pulmonary Veins for Paroxysmal AF : A Prospective Multicenter Randomized Trial in Japan. J Am coll Cardiol. 2016 ; 68(25) : 2747-57.
6) 佐竹修太郎：心房細動ホットバルーンカテーテルアブレーション．金芳堂，2017．

　　　　　　　　　　　　　　　　　　　　　　　　　　　　（佐竹修太郎，上野秀樹）

動画で見る本症例のポイント
（動画は電子版に収載されています）
- 横隔膜ペーシングを行いながらRSPVアイソレーションを施行（動画1）。
- 横隔膜ペーシングを行いながらRIPVアイソレーションを施行（動画2）。
- 閉塞性肺静脈造影を確認してLSPVアイソレーションを施行（動画3）。
- 食道冷却を行いながらLIPVアイソレーションを施行（動画4）。

高周波ホットバルーンアブレーションにて慢性期肺静脈狭窄を避けるための工夫は？

通常の電気的肺静脈隔離術（pulmonary vein isolation；PVI）時におけるピンポイントアブレーションの弱点（卓越した技術を要する，多大な時間と労力を要する）を克服するべくバルーンテクノロジーが発展してきた[1~3]。2016年4月より高周波ホットバルーンの保険償還が認められ，そのバルーン膜はelastic（弾性）で，compliance（追従性）に富むという特徴を持つ。したがって，バラエティに富む肺静脈（PV）解剖に柔軟に対応できるという長所を持つ反面，注意を怠った場合にはPVの中へずれ込み，PV狭窄のリスクを増すという短所を有する。

本項ではホットバルーンの膜特性を理解した上で，クライオバルーンとは微妙に異なる肺静脈狭窄回避の治療戦略と具体的な手技について述べてみたい。

▶▶肺静脈狭窄の特徴

3施設パイロット試験[4]では皆無であったが，多施設共同ランダム化比較試験では70％超えの肺静脈狭窄が134例中7例（5.2％）に生じた[5]。その全例でバルーン適切注入量（10mL）を下回る低用量（5~8mL）によるバルーン拡張と，肺静脈遠位部での通電が原因であった。このことから，市販後調査（post marketing surveillance；PMS）開始時点でできるだけ大きくバルーンを拡張させ，肺静脈前庭部（antrum）での通電を行うことが推奨された。

しかし，今度はPVI確定率が低下（特に左上肺静脈）し，タッチアップアブレーション率が高まった。原因を究明したところ，バルーンの大きさによって想像以上にバルーン表面温度の低下をきたしていることが判明した。そこで，大きく拡張した際のバルーン表面温度を確保するべく，バルーン内注入液の造影剤稀釈率を50％から33％（1：2）に低下させ，通電時間を通常より30~60秒延長することで対処した。

◎

以下に肺静脈狭窄例（自験例）を呈示し，各々の症例における焼灼温度や通電時間，通電部位の特徴から注意点を喚起したい。

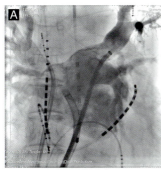
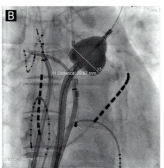
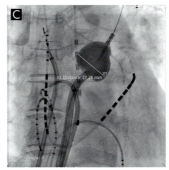
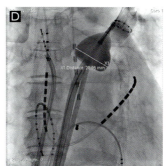

図1　LSPV閉塞例
A：左房造影（AP）
B（1回目）：70℃×4.0分，10mL（28.9mm）
C（2回目；carina）：70℃×2.0分，10mL（27.3mm）
D（3回目）：70℃×3.5分，10mL（28.9mm）

> **症例1**　54歳，女性。2種類の抗不整脈薬投与にても動悸症状が継続するため紹介。左上肺静脈（LSPV），発作性心房細動（PAF），2016年8月施行（図1）。

アブレーション手技

　LSPV ostium（os）にて70℃×4分通電後，carinaで70℃×2.0分追加したが隔離は得られず，再度LSPV osにて70℃×3.5分追加した。その後の経過は順調で発作性心房細動（paroxysmal atrial fibrillation；PAF）発作は消失し，抗不整脈薬も抗凝固薬も中止した。

　治療後12カ月目で定期のCT検査を施行。まったくの無症状であったが，完全閉塞していた（図2）。よく観察すると，図1のようにほぼ同じ場所への通電であったことがわかる。**重ね焼きは厳禁である。すなわち，PAFでのcarina領域焼灼は慎重に行うべきで，いわゆるsingle-shotアブレーションが奨励される**（表1）。

> **症例2**　60歳，男性。2016年3月より持続する短期持続性心房細動。右上肺静脈（RSPV），PAF，2016年8月施行（図3）。

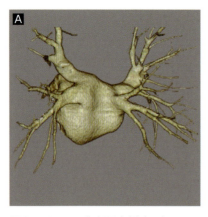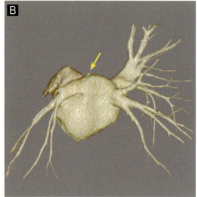

図2 LSPVの完全閉塞例（PA）
A：治療前，B：治療後12カ月目
single-shotアブレーションが好ましい。

表1 LSPV治療の注意点

- RSPV症例と同様に，3回の重ね焼きは危険である。合計：4＋2＋3.5分＝9.5分の通電は過焼灼であった可能性が高い
- 70℃×4分単独通電症例では高度肺静脈狭窄例はない
- PAF症例ではcarinaアブレーションは慎重に！
- single-shotアブレーションが好ましい

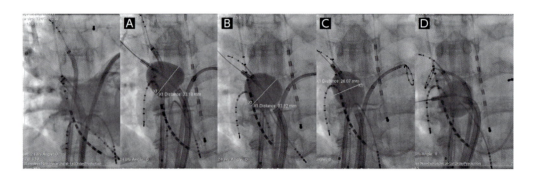

図3 RSPV閉塞例（AP）
A：RSPVos ABL，B：carina posterior，C：carina anterior，D：RIPVos ABL

アブレーション手技

焼灼条件を下記に示す。比較的小さな左房（LA volume：88mL）であったが，図3，4に示すように重ね焼きで焼灼過多であった可能性が高い。無症状ではあるが，治療後11カ月のCTではRSPVの入口部から完全閉塞を呈していた（図5）。したがって，PAF症例においては症例1と同様に各PVへのsingle-shotアブレーションで十分であると思われる。

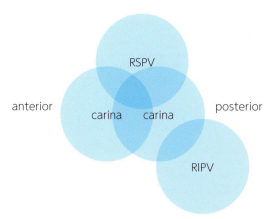

図4 carinaの狭い今回のPAF症例における通電のイメージ（LL view）
single-shotアブレーションが好ましい。重ね焼きが肺静脈狭窄の原因である。

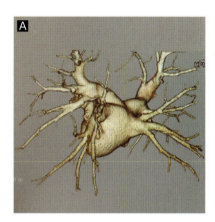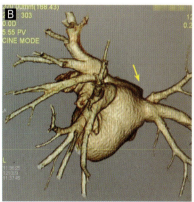

図5 RSPV閉塞例（LPO）
A：治療前，B：治療後11カ月目，矢印：右上肺静脈の閉塞

antrum	12 mL（33.2 mm）70℃×2.5分（70〜100 W）
carina 1（後壁）	12 mL（33.8 mm）70℃×3.0分（90〜130 W）
carina 2（前壁）	10 mL（26.1 mm）70℃×2.5分（100〜130 W）
RIPV	11 mL（33.1 mm）68℃×2.0分（60〜110 W）

▶▶ PV狭窄回避のための工夫

左上肺静脈（LSPV）のPV狭窄回避方法

　前述したように，PVIを得るためには可能な限りsingle-shotアブレーションが重要である。しかし，LSPVは解剖学的に前壁側（ridge）が厚いため，1回の通電でPVIを得られないことが20％程度の症例にみられる。バルーンの先端4分の1〜3分の1ほど（バルーン長径の25〜33％ほど）にPV口

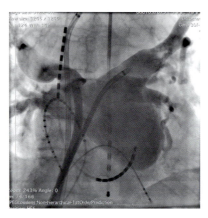
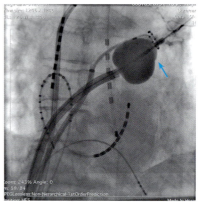

図6　LSPV（70℃×3.0分）
4分の1法：バルーン長径の25％先端にPV口によるくぼみを認める（矢印）。

によるくぼみ（矢印）を形成する方法が有効である（図6）。このときは70℃×2～3分通電と，通常より1～2分短縮することが肝要である。

　合計2回の通電でもPVIが得られないときは，前述のように3回目を行うことなく通常のRFアブレーションでのtouch upが安全である。

　温度設定は現行の70℃のみから73℃までの設定が可能（LSPV専用温度）となり，急性期効果と慢性期PV狭窄評価についてのデータを収集中であり，73℃設定の有効性・安全性の結果が待たれる。

下肺静脈（RIPV，LIPV）のPV狭窄回避方法

　過去の医師主導型臨床研究[6]や多施設臨床治験[5]，市販後調査に及ぶ多くの症例から確実に言えることは，**下肺静脈への通電は65～70℃設定のいずれも通電時間を2分に限定する場合，1例も中等度以上の狭窄はきたしていないという事実である**。心筋自体が上肺静脈より薄く，心筋スリーブもそれほど奥へ到達していないという解剖学的特徴に鑑み，筆者らは2分通電を心がけてきたが，拡張した肺静脈を除き急性期効果に不足はなく，慢性期再発率も上肺静脈より明らかに低い。したがって，下肺静脈への通電時間はバルーン径次第ではあるが，基本的に2分をお勧めする。

▶▶リングカテーテルの影響

　通電中のPV電位情報を観察するいわゆるreal time EP guided PVI法は有用な方法であるが（動画1），下肺静脈，特に右下肺静脈は分枝が多彩で，リングシャフトが原因で適切な有効通電が得られない場合がある。通電中の肺静脈電位の変化をみて60秒以上経過してもPVIが得られない場合には通

電を中止し，リングカテーテルを抜去することも大切である。ここで粘って何回も通電すると慢性期肺静脈狭窄の遠因となることから，早々に中断することが肝要である。

一方，上肺静脈通電直前の造影剤リークがリング電極シャフトによる場合には，そのままターゲット温度到達から30～60秒程度でPVIが完成できるのであれば有効通電と考え，そのまま継続する。シャフトの周囲から局所の組織が凝固壊死に至ることが種々の実験系から確認された。

▶▶ホットバルーンの特徴と今後の展望

クライオバルーンが気化熱で周囲組織のかなり深部までの冷凍凝固壊死を形成可能であるパワフルさ（LSPVへのアブレーションに際し気管支まで影響が及ぶという報告[7]がある）に比し，湯たんぽのような伝導加熱方式のホットバルーンはやや非力の印象はあるが，一度走りだしたら止まらないクライオバルーンと違い，その柔軟な膜特性を活かして多様な解剖学的特性に柔軟に対処でき，通電中も電位変化に応じてバルーンの変形や圧着する方向の変更，さらには食道障害回避のための緊急対応が非常に容易（即バルーンを閉じるのみ）であることが特徴である。

いずれバルーン表面温度の持続的なモニターが可能となれば，治療対象となる各々のPVに対しての設定温度や通電時間を細かく変更することができ，より効果的で安全なバルーンPVIが確立できよう。拡大した肺静脈に対しても十分なバルーン表面温度を確保できるようにするべく，より高出力型高周波発生装置の開発が喫緊の課題である。

さらに，通常のカテーテルアブレーション時の焼灼中の組織インピーダンスモニターと同様，バルーン接触部組織のインピーダンス変化（各インピーダンス変化時点での組織変化と対応）を追うことができれば，温度設定・通電時間をよりダイナミックに変更でき，究極のテーラーメード治療も夢ではない。つまり，現在通電のエンドポイントが見えにくいという弱点を完全に克服できるわけである。

▶▶特性を理解したバルーン活用

バルーンテクノロジーによるPVIは，誰にでも容易に使用でき，短時間で良好な急性期・慢性期効果が得られることを目的に開発されてきた。今後登場予定の各種バルーン[8,9]は，膜そのもので組織壊死を形成するクライオやホットバルーンとは趣を異にする。

ホットバルーンの膜特性と温度特性を十分に理解し，可能な限り肺静脈の前庭部で通電することが基本であるが，わずかなバルーンのくぼみができるのは是としつつ，その際の通電時間は絶対的に短縮するという本バルーンの開発時の原点[4]に戻りさえすれば，高度肺静脈狭窄という合併症からは解放されると思われる(動画2)。実際，自験例のうち，LSPV，RSPVは3分以内，LIPV，RIPVは2分のone shot通電症例で70％超の高度肺静脈狭窄は皆無（2018年12月時点）である。

　ホットバルーンの自由度が高いことはすばらしい特徴ではあるが，過去の多くの症例から得られた基本的なルールを厳守し，クライオバルーンのようにある程度決められた範疇で治療をすることも大切であることを理解頂ければ幸いである。

　クライオバルーンも第二世代で飛躍的な成績向上を得ていることから，ホットバルーンも前述したような課題を解決する第二世代の早期開発に期待したい。

文献

1) Packer DL, et al：Cryoballoon ablation of pulmonary veins for paroxysmal atrial fibrillation：first results of the North American Arctic Front (STOP AF) pivotal trial. J Am Coll Cardiol. 2013；61(16)：1713-23.
2) Tanaka K, et al：A new radiofrequency thermal balloon catheter for pulmonary vein isolation. J Am Coll Cardiol. 2001；38(7)：2079-86.
3) Satake S, et al：Usefulness of a new radiofrequency thermal balloon catheter for pulmonary vein isolation：a new device for treatment of atrial fibrillation. J Cardiovasc Electrophysiol. 2003；14(6)：609-15.
4) Sohara H, et al：Radiofrequency hot balloon catheter ablation for the treatment of atrial fibrillation：A 3-center study in Japan. Journal of Arrhythmia. 2013；29(1)：20-7.
5) Sohara H, et al：HotBalloon ablation of the pulmonary veins for paroxysmal AF：a multicenter randomized trial in Japan. J Am Coll Cardiol. 2016；68(25)：2747-57.
6) Sohara H, et al：Feasibility of the radiofrequency hot balloon catheter for isolation of the posterior left atrium and pulmonary veins for the treatment of atrial fibrillation. Circ Arrhythm Electrophysiol. 2009；2(3)：225-32.
7) Bellmann B, et al：Bronchial Injury After Atrial Fibrillation Ablation Using the Second-Generation Cryoballoon. Circ Arrhythm Electrophysiol. 2018；11(3)：e005925.
8) Reddy VY, et al：Visually-guided balloon catheter ablation of atrial fibrillation：experimental feasibility and first-in-human multicenter clinical outcome. Circulation. 2009；120(1)：12-20.
9) Reddy VY, et al：PV isolation with a novel multi-electrode radiofrequency balloon catheter that allows directionally-tailored energy delivery (RADIANCE)：A multicenter first-in-man experience. (C-LBCT03-03；Abstract p949-950). Heart Rhythm. 2017.

（曽原　寛）

動画で見るホットバルーンアブレーションのポイント

（動画は電子版に収載されています）

- 動画1：real time EP guided PVIのコツ

 RIPVのPVIモニター中になかなか隔離ができずに中へ押し込みたくなるが，通電中のPV電位の変化を観察することで完全隔離に至ることが多い。バルーンを後壁寄りから前壁寄りへ圧着方向を変化するだけで完全隔離に至った。

- 動画2：バルーン開発当初（パイロット研究[4]）時の拡張法が大切

 バルーンをあえてPV内で拡張させ，くぼみを観察することで入口部を同定する。その後，バルーンを大きく拡張させるとPVから抜けてくるので，ゆっくり拡張し，抜ける瞬間に全体を押してバルーンの先端4分の1程度がPV口に収まる位置で固定する。バルーン開発当初からの基本的な拡張法であり，クライオバルーンの拡張法とはまったく異なることに注意頂きたい。

4章 その他

4-1 アブレーション中の鎮静は意識下鎮静，または深鎮静いずれを選択すべきか？ 鎮痛薬は併用すべきか？

心房細動アブレーションでは，長時間の安静に加え，心房筋焼灼時の疼痛，電気的除細動，経鼻的食道温プローブの挿入，そしてアデノシン三リン酸二ナトリウム水和物（adenosine triphosphate；ATP）や高用量イソプロテレノール投与など，患者は術中に多くの苦痛を強いられる。ほとんどの施設では長時間の手技を安全に遂行するために，術中の鎮静を行っている。しかし，適切な鎮静の深さ，鎮痛薬併用の有無に関する定められた基準はなく，施設ごとに術中の鎮静・鎮痛方法は異なっている。本項では，わが国における心房細動アブレーション中の鎮静・鎮痛の現状もふまえ，術中の適切な鎮静の深さに関して概説する。

▶▶鎮静の深さの定義

2002年に米国麻酔科学会（American Society of Anesthesiologists；ASA）が公表した「非麻酔科医による鎮静・鎮痛に関する診療ガイドライン」[1]では，言葉や刺激に対する反応性，気道開通性，自発呼吸の温存，循環抑制などにより，鎮静や鎮痛の深さを下記4つに定義している（表1）。この定義を設けることにより，術中の明確な鎮静や鎮痛の目標を，医療チーム全体で共有することが可能となる。

1. 浅鎮静：最小限の鎮静（minimal sedation）・不安寛解

    言葉での指示に通常通りに反応する状態。認知機能や協調機能は抑制されることもあるが，呼吸および心血管機能は影響されない。

2. 中等度鎮静：moderate sedation/analgesia・意識下鎮静（conscious sedation）

    言葉による指示により意図のある応答を示す意識の抑制された状態。気道の開通には介入が不要であり，自発呼吸は十分である。心血管機能は通常保持される。

3. 深鎮静：deep sedation/analgesia

    繰り返しもしくは疼痛刺激により意図のある応答を示す意識の抑制された状態。気道の開通には何らかの補助が必要な場合もあり，自発呼吸は不十分

表1　鎮静の深さの定義

	浅鎮静 (不安寛解)	中等度鎮静 (意識下鎮静)	深鎮静	全身麻酔
意識	呼名で正常反応	声かけ・触覚刺激で反応あり	強い連続刺激・疼痛刺激で反応あり	疼痛刺激でも反応せず
気道	影響なし	介入の必要なし	介入が必要な場合あり	しばしば介入が必要
自発呼吸	影響なし	適切に保持	不十分な場合あり	しばしば不十分
循環動態	影響なし	通常は保持	通常は保持	破綻の可能性あり

(文献1より引用・改変)

ともなりうる。心血管機能は通常保持される。

4. 全身麻酔：general anesthesia

　　疼痛刺激によっても覚醒しない意識消失状態。自発呼吸および換気能力は多くの場合障害される。自発呼吸減弱と神経筋機能が抑制されるため、しばしば気道開通を保持することが難しく、陽圧換気が必要なこともある。

▶▶わが国での鎮静管理

　米国の心房細動アブレーションは約半数の症例が麻酔科医による全身麻酔下に行われ、残りの半数が鎮静下に行われている[2]。鎮静に関しても、一定の研修を受けた医師の監督・指示のもと、専従の麻酔看護師が行っている施設が多く、州法などにより深鎮静を行う者を麻酔科医、または一定の資格を持つ医師に限定している場合もある。

　一方、わが国ではほとんどの施設において、専従の麻酔科医・麻酔看護師はおらず、循環器医師と看護師が他の業務と兼任して鎮静管理を行っている。日本不整脈心電学会は、わが国における心房細動のアブレーションに関する登録調査(J-CARAF Registry)を毎年施行しており、その中には術中の鎮静管理に関する項目も含まれている。

鎮静の深さ

　表2Aに2014年9月から2016年9月に調査を行ったJ-CARAF Registryにおける、心房細動アブレーション術中の鎮静の深度に関する調査結果を示す[3]。わが国における鎮静管理は、意識下鎮静（浅～中等度鎮静）と深鎮静が大部分を占めており、全身麻酔は少数となっている。2014年から2016年

表2 わが国における鎮静管理 (J-CARAF Registry)

A：鎮静の深さ

	浅鎮静	意識下鎮静（中等度）	深鎮静		全身麻酔
			鎮静専従医師あり	鎮静専従医師なし	
2014年9月 185施設 1,778名	10%	41%	4%	44%	2%
2015年9月 208施設 2,104名	9%	36%	5%	46%	3%
2016年9月 206施設 2,476名	7%	31%	6%	49%	8%

B：術中モニター・呼吸サポート

	術中モニター				呼吸サポート		
	動脈圧	動脈血酸素飽和度（SpO$_2$）	呼気CO$_2$モニター（ETCO$_2$）	BISモニター	ASV／BiPAP	経鼻／経口エアウェイ	ラリンジアルマスク
2014年9月 185施設 1,778名	83%	98%	2%	20%	36%	21%	−
2015年9月 208施設 2,104名	84%	100%	8%	24%	37%	18%	7%
2016年9月 206施設 2,476名	83%	100%	15%	32%	38%	16%	17%

BIS：bi-spectral index （文献3をもとに作成）

にかけては，意識下鎮静の浅めの術中鎮静の割合がやや減少傾向にある一方，深鎮静・全身麻酔など深い術中鎮静の割合がやや増加傾向にある。

わが国ではデクスメデトミジン塩酸塩，プロポフォール，ミダゾラムの3種類の薬剤が鎮静薬として主に使用されている。2016年のJ-CARAF Registryではデクスメデトミジン塩酸塩が61%，プロポフォールが54%と多く使用されており，ついでミダゾラムが9%となっている。また，わが国では鎮静導入薬として，チオペンタールナトリウムを併用している施設もある。ここで，鎮静薬3種類およびチオペンタールナトリウムそれぞれの特徴を表3にまとめた[4]。

術中モニターおよび呼吸サポート

鎮静中は舌根沈下や呼吸抑制による低換気・無呼吸，血行動態の悪化など

表3 主な鎮静薬の特徴

	デクスメデトミジン塩酸塩	プロポフォール	ミダゾラム	チオペンタールナトリウム
作用機序	$α_2$アドレナリン受容体アゴニスト	$GABA_A$受容体賦活化	GABA受容体賦活化	$GABA_A$受容体賦活化
time to peak	-(onset:15分)	30秒	3〜5分	1〜5分
用法	導入:6μg/kg/時間 10分 維持:0.2〜0.7μg/kg/時間	導入:0.3mL/kg/時間 5〜10分 維持:0.3〜3mg/kg/時間	導入:0.03〜0.06mg/kg 1分 維持:0.03〜0.18mg/kg/時間	導入:3〜5mg/kg
特徴	・鎮静,鎮痛,交感神経抑制作用 ・認知機能・気道反射・自発呼吸を維持することが可能 ・併用鎮痛薬の必要量を減量することが可能	・催眠,鎮静,抗不安作用 ・鎮痛作用はない ・作用発現,作用持続時間ともに短い ・脂溶性が高い	・鎮静作用,睡眠作用,麻酔増強・筋弛緩作用,抗痙攣作用 ・鎮痛作用はない ・心筋抑制は少ない ・持続時間が長く,調節性は悪い	・催眠,鎮静作用 ・導入効果はlean mass body(非脂肪組織)と心拍出量に影響を受ける ・他の鎮静・鎮痛薬併用で作用増強
注意点	・循環作用:血圧低下および徐脈をきたす ・冠動脈攣縮の誘発	・血圧低下,徐脈および呼吸抑制(気管支痙攣,舌根沈下,無呼吸) ・アナフィラキシー様症状 ・卵アレルギーでは禁忌	・中枢性呼吸抑制 ・悪性症候群	・血圧低下 ・呼吸抑制(導入時の一過性呼吸停止の発生率は20%程度)

(文献4をもとに作成)

の可能性があるため,わが国のような専従の麻酔科医・麻酔看護師がいない環境においては,術中のモニターや呼吸管理方法が非常に重要となる。表2BにJ-CARAF Registryによる,わが国における術中モニターおよび呼吸サポートの現状を示す。

術中モニターとしては,SpO_2モニターはほとんどの施設で,動脈圧の連続モニターも80%以上の施設で導入されている。一方,専用のカニューレを鼻孔に装着しCO_2濃度を連続的に表示することで無呼吸・低換気を早期に感知することができる呼気CO_2モニター($ETCO_2$),また,前額〜側頭部に装着した電極で記録される脳波を周波数解析(Bi-spectral analysis)し算出したBIS(bi-spectral index)値を表示することで鎮静深度を継続的にモニタリングするBISモニターの使用は,年々増加傾向にある。

一般に,睡眠時無呼吸症候群(sleep apnea syndrome;SAS)症例における鎮静中の無呼吸はほぼ必発であり,無呼吸に伴い繰り返す酸素飽和度の

低下，胸郭の大きな動きによる不安定なカテーテルコンタクト，過度な胸腔内陰圧によるロングシースからの空気塞栓のリスクなど術中の様々な弊害の原因となる。

そのようなSAS症例で主に使用されるASV（adaptive servo ventilation）やBiPAP（biphasic positive airway pressure）などの非侵襲的陽圧換気療法（non-invasive positive pressure ventilation；NPPV）は40％弱の施設で使用されている。また，近年はラリンジアルマスクなどの，より高度な呼吸サポートも増加傾向にある。

▶▶意識下鎮静，深鎮静，いずれを選択すべきか？

これまでに意識下鎮静（浅～中等度鎮静）と深鎮静のいずれを選択すべきかを検討した文献は存在せず，明確なエビデンスも存在しない。意識下鎮静と深鎮静，それぞれの鎮静方法には利点と欠点が存在する（表4）。

意識下鎮静

利点

意識下鎮静の利点は，合併症の予防および早期発見にある。深鎮静に伴う舌根沈下や無呼吸による低酸素血症，また血圧低下や徐脈の合併が回避されるため，陽圧換気などの呼吸サポートや昇圧薬の使用，鎮静薬の中止などの機会を減らすことができる。

表4　意識下鎮静と深鎮静の比較

	意識下鎮静	深鎮静
利点	・鎮静そのものによる合併症のリスク軽減 ・手技に伴う合併症のリスク軽減 　・深い呼吸の回避 　・通電中の強い疼痛の自覚 　・嚥下反射・飲み込み機能残存 ・脳梗塞，骨盤内出血の合併症発見が早い可能性がある	・十分な鎮静・鎮痛下で治療を行うことができる ・安定したカテーテルコンタクト[*1] ・再発率を減らす可能性がある
欠点	・不十分な鎮静・鎮痛管理による患者の苦痛増大 ・中途半端な鎮静が患者の予測不能な動きや不快感に伴う体動を増加	・鎮静そのものによる合併症のリスク増加[*2] ・手技に伴う合併症のリスク増加 　・呼吸性胸郭変動の増大 　・疼痛閾値低下による過剰焼灼 　・嚥下反射・飲み込み機能低下 ・脳梗塞，骨盤内出血の合併症発見が遅れる可能性がある

＊1：適切な呼吸管理下
＊2：適切な呼吸・循環管理を要する

また、浅い鎮静により一過性脳虚血発作（transient ischemic attack；TIA）や脳梗塞における麻痺や呂律不良，カテーテル穿刺における骨盤内出血合併における腰・腹痛など，合併症に伴う症状をいち早く発見することができる。

そのほか，浅い鎮静により疼痛に対する防御反応を保つことは，過度の焼灼を予防する指標となり，心タンポナーデや食道粘膜障害発生のリスクを軽減しうる[5]。

欠点

意識下鎮静の欠点は，不十分な鎮静・鎮痛による患者の苦痛増大である。若年者は特に疼痛に対する感覚も鋭いため，浅い鎮静・鎮痛のみでは長時間の安静や通電時の痛みに伴う苦痛の緩和が不十分な場合がある[6]。また，中途半端な鎮静はかえって患者の予測不能な動きを惹起し，不快感に伴う体動を増やし，心タンポナーデなど合併症発生のリスクとなりうる。

さらに，心房細動アブレーションは複数回治療を要することも多いため，初回治療時の苦痛感の記憶は2回目以降の治療に対する抵抗感を助長しかねない。

深鎮静

利点

深鎮静の利点は，十分な鎮静・鎮痛のもとで治療が行えることである。安定した呼吸様式，患者の静止が得られた状況はカテーテルコンタクトの安定性を高く維持することが可能となる[7,8]。また，患者の疼痛の訴えや体動の消失により，術者自身もアブレーションに集中することが可能となる。過去には，全身麻酔下のアブレーションでは意識下鎮静に比して，術後の再発率が低かったことが報告されている[7~9]。それだけでなく，十分な鎮静・鎮痛による苦痛の緩和は患者の2回目以降の治療への抵抗を軽減しうる。

欠点

深鎮静の欠点は，意識下鎮静に比して，過鎮静や過剰焼灼による合併症発生のリスクが高いこと，合併症の発見そのものが遅れる可能性があることである。SASで主に認められる鎮静薬による舌根沈下や無呼吸は，低酸素血症の原因となるだけでなく，その後の深い呼吸は過剰なカテーテルコンタクトによる心タンポナーデのリスクを増加させる。

J-CARAF Registryの解析では，深鎮静は意識下鎮静や非鎮静に比して周術期合併症のリスクが1.53倍高く，特に心タンポナーデの発生リスクは1.80倍にも及んだ[10]。過去には，全身麻酔下のアブレーションでは意識下鎮静に比して，術後の食道粘膜障害の割合が多かったと報告されており，疼

痛への防御反応低下による過剰焼灼や嚥下反射・飲み込み機能の低下との関連が示唆された[2]。さらに，術後の鎮静状態の遷延は，脳卒中や骨盤内出血などの合併症の発見を遅らせる原因となりうる。

▶▶鎮痛薬は併用すべきか？

　心房細動アブレーションでは，心房壁の焼灼時に心外膜側に熱が達することにより，強い疼痛を伴う場合がある。左心房後壁，特に椎体前面の通電では疼痛が顕著となる。疼痛の自覚は過度な焼灼を防ぐ指標となる一方で，十分な焼灼巣を得るためには焼灼を継続しなければならない場合も多く，疼痛の管理が治療結果に影響しうる大きな要素と言える。また，適切な鎮痛が得られないことにより，せん妄の助長や過鎮静など不適切な鎮静管理を惹起する可能性もある。

　わが国で使用される鎮静薬3種類のうちデクスメデトミジン塩酸塩のみが鎮痛作用を有しており，プロポフォール，ミダゾラムには鎮痛作用はないため，一般的に厳格な疼痛管理を考慮する場合は鎮痛薬の併用が必須と言える。

　J-CARAF Registryの2016年の調査では，8割近くの症例において鎮痛薬が使用され，内訳としてはペンタゾシンが最も使用されているが，近年フェンタニルの使用頻度が増加傾向にある。ここで，ペンタゾシンとフェンタニルそれぞれの特徴を表5にまとめた[4]。特記すべきは，ペンタゾシンがμオピオイド受容体拮抗薬で，フェンタニルがμオピオイド受容体作動薬と拮抗関係にあることで，この2剤の併用はそれぞれの鎮痛効果を減弱しうる。

表5　主な鎮痛薬の特徴

	ペンタゾシン	フェンタニル
作用機序	κオピオイド受容体作動薬 （μオピオイド受容体拮抗薬）	μオピオイド受容体作動薬
time to peak	15分以内	5分
作用時間	3〜4時間	30〜60分
用法	15〜30mg 筋注・皮下注・静注	0.5〜3μg／kg 静注
特徴	・鎮痛作用（モルヒネの2分の1〜4分の1）と弱いオピオイド拮抗作用	・強力な鎮痛作用（モルヒネの50〜100倍） ・平均動脈圧への変化は最小限（心筋抑制はない）
注意点	・呼吸抑制，心筋抑制，血圧上昇，心拍数上昇 ・悪心，嘔吐	・呼吸抑制，徐脈 ・悪心，嘔吐

（文献4をもとに作成）

また，鎮痛薬はいずれも呼吸抑制をきたす可能性があるため，鎮静薬との併用に際しては慎重な呼吸モニタリングが要求される。

▶▶安全で効果的なアブレーション

　現時点では意識下鎮静，深鎮静のいずれが優れているかという明確な結論はない。ただ，わが国のような専従の麻酔科医・麻酔看護師がいない環境で，深鎮静下のアブレーションを安全かつ効果的に行うためには，少なくとも$ETCO_2$モニター，NPPVやラリンジアルマスクなどの高度な呼吸サポートが行える環境の整備はもとより，アブレーションチーム全体の鎮静・鎮痛に関する知識，技能の習得は必須と言える。

文献

1) American Society of Anesthesiologists Task Force on Sedation and Analgesia by Non-Anesthesiologists：Practice guidelines for sedation and analgesia by non-anesthesiologists. Anesthesiology. 2002；96 (4)：1004-17.
2) Calkins H, et al：Heart Rhythm Society Task Force on Catheter and Surgical Ablation of Atrial Fibrillation. 2012 HRS/EHRA/ECAS expert consensus statement on catheter and surgical ablation of atrial fibrillation：Heart Rhythm. 2012；9 (4)：632-96. e21.
3) 日本不整脈心電学会：心房細動のカテーテルアブレーションに関する登録調査 (J-CARAF Registry)．
http://new.jhrs.or.jp/case-registry/case/j-caraf/
4) 日本麻酔科学会：麻酔薬および麻酔関連薬使用ガイドライン第3版 (2018年5月閲覧)
https://anesth.or.jp/users/person/guide_line/medicine
5) Di Biase L, et al：Esophageal capsule endoscopy after radiofrequency catheter ablation for atrial fibrillation：documented higher risk of luminal esophageal damage with general anesthesia as compared with conscious sedation. Circ Arrhythm Electrophysiol. 2009；2 (2)：108-12.
6) Ichihara N, et al：Simple minimal sedation for catheter ablation of atrial fibrillation. Circ J. 2015；79 (2)：346-50.
7) Chikata A, et al：General anesthesia improves contact force and reduces gap formation in pulmonary vein isolation：a comparison with conscious sedation. Heart Vessels. 2017；32 (8)：997-1005.
8) Martin CA, et al：Improved outcome and cost effectiveness in ablation of persistent atrial fibrillation under general anaesthetic. Europace. 2018；20 (6)：935-42.
9) Di Biase L, et al：General anesthesia reduces the prevalence of pulmonary vein reconnection during repeat ablation when compared with conscious sedation：results from a randomized study. Heart Rhythm. 2011；8 (3)：368-72.
10) Inoue K, et al：Clinical and procedural predictors of early complications of ablation for atrial fibrillation：analysis of the national registry data. Heart Rhythm. 2014；11 (12)：2247-53.

（樋口　諭，庄田守男）

4-2 アブレーション周術期における至適な抗凝固療法は？

心房細動（AF）アブレーションは高出血・高塞栓リスクのインターベンションに位置づけられている[1]。出血リスクに関しては，左房内に複数のカテーテルを留置するため，血栓塞栓症予防のためのヘパリン投与を必要とすること，カテーテル手技が比較的複雑で，心臓壁損傷，心タンポナーデのリスクがあること，血管穿刺に伴い血腫形成などが起こりうることなどが要因となる。塞栓症に関しては，AF自体が血栓塞栓症リスクを有すること，左房内カテーテル留置および焼灼または冷凍に伴う心内膜損傷により血栓形成のリスクが生じること，特に高周波通電ではカテーテル先端に微少な凝血塊が形成されるリスクがあること，持続性AFでは洞調律復帰後も心房収縮の回復に時間を要することなどが要因となる。

出血リスクは術中のヘパリン管理と慎重なカテーテル操作などで低減を図るが，問題は塞栓症リスク低減のため周術期に適切な抗凝固療法を継続して実施しなければならず，これにより出血リスクが増大することである。最新のガイドライン（2017 HRS/EHRA/ECAS/APHRS/SOLAECE expert consensus statement）では塞栓症リスクを低減するため，術前3週間以上と術後少なくとも2カ月間の抗凝固療法が推奨されている（表1）[2]。

本項では，これまでのエビデンスに基づき，現時点で推奨されるアブレーション周術期の抗凝固療法について，ワルファリンと直接経口抗凝固薬（direct oral anticoagulants；DOAC）の各々について解説する。

▶▶ワルファリン

現在はワルファリンも中和薬（凝固因子補充療法）が使用可能となっているが，以前は心タンポナーデなどの出血性合併症が発症した場合，ワルファリンの効果が継続していると迅速な中和は困難で，心囊穿刺だけでなく，外科的処置が必要となるケースもあった。そのため，アブレーション治療手技前2～5日からワルファリンを中止し，ヘパリンに置換する方法（ヘパリンブリッジ）が行われてきた。しかし，ワルファリンを継続する方法と中断する

表1 2017 HRS/EHRA/ECAS/APHRS/SOLAECE expert consensus statement

	推奨	クラス	レベル
アブレーション前	AFアブレーションを受ける患者にはAF除細動の抗凝固療法ガイドラインを適用遵守すべきである	I	B-NR
	至適用量のワルファリンもしくはダビガトランによる抗凝固療法が行われている患者では，休薬なしで心房細動カテーテルアブレーションを施行されることが推奨される	I	A
	リバーロキサバンによる抗凝固療法が行われている患者では，休薬なしで心房細動カテーテルアブレーションを施行されることが推奨される	I	B-R
	ダビガトランまたはリバーロキサバン以外のDOACによる抗凝固療法が行われている患者では，休薬なしで心房細動カテーテルアブレーションを施行されることは合理的である	ⅡA	B-NR
	DOACによる抗凝固療法が行われている患者において，アブレーション前に1または2回休薬することは合理的であり，アブレーション後にはDOACの再開が必要である	ⅡA	B-NR
アブレーション中	ヘパリンを中隔穿刺前または直後に投与し，術中はACTを少なくとも300秒に維持する	I	B-NR
アブレーション後	AFアブレーション後，少なくとも2カ月間はワルファリンまたはDOACによる抗凝固療法を実施することが推奨される	I	C-EQ
	アブレーション後2カ月以降の抗凝固療法継続の決定は，アブレーション手技の成功/不成功ではなく，患者の脳梗塞リスクに基づくべきである	I	C-EQ
	自らの価値観と選択により抗凝固療法中止を考慮している患者は，AF再発の有無をスクリーニングするために持続的または頻回の心電図記録実施を考慮すべきである	ⅡB	C-EQ

レベルの定義
A：高い質のランダム化比較試験，メタ解析の結果もしくは高い質のレジストリー研究によって裏づけられたランダム化比較試験のエビデンスが1つ以上ある場合
B-R：中等度の質のランダム化比較試験もしくはそれらのメタ解析のエビデンスが1つ以上ある場合
B-NR：中等度の質が良いデザイン・遂行された非ランダム化比較試験，観察研究，レジストリー研究のエビデンスが1つ以上ある場合
C-EQ：臨床経験に基づく専門家の意見

(文献2をもとに作成)

方法とでは出血性合併症の出現に差がないとの報告がなされ[3~6]，メタアナリシスではワルファリン継続でAFアブレーションを行うことにより，脳梗塞・一過性脳虚血発作(transient ischemic attack；TIA)と小出血が有意に減少し[ハザード比(HR)はそれぞれ0.10および0.38]，一方で心タンポナーデを含めた大出血は増加しない(HR＝0.67)ことが示された(図1)[7]。現在は即効性の中和薬が使用可能となったこともあり，ガイドラインはワルファリン継続のままでアブレーションを実施することをクラスI適応(レベルA)に位置づけている(表1)[2]。なお，術前3週間以上の抗凝固療法が必

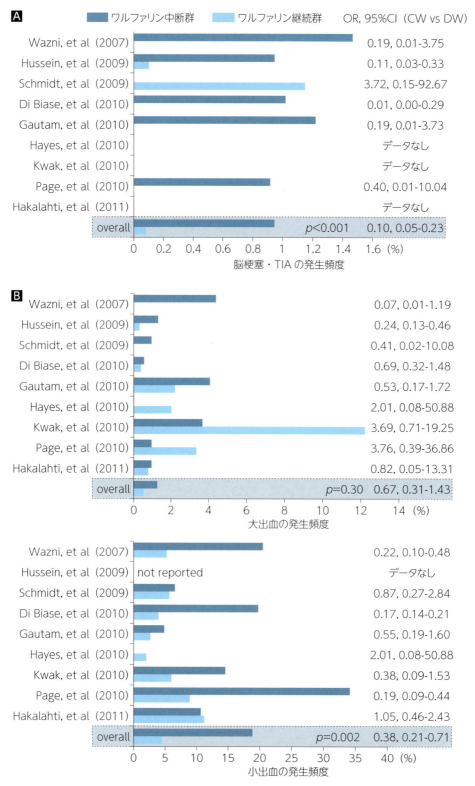

図1 ワルファリン中断群と継続群の脳梗塞・TIA発生頻度(A),大出血および小出血発生頻度(B)の比較とそのメタ解析結果(overall)

(文献7より引用)

要となるが，この期間中，至適プロトロンビン時間（prothrombin time-international normalized ratio；PT-INR）を維持しなければならない。ワルファリンが導入から至適PT-INRに達するまでに時間を要することを考慮すると，アブレーション治療が決定した段階でワルファリンを開始することが望ましい。

AFを合併した慢性腎不全・慢性透析例に対し，「血液透析患者における心血管合併症の評価と治療に関するガイドライン」（日本透析医学会，以下「ガイドライン」）はワルファリンを原則禁忌としており，必要な場合もPT-INR＜2.0に維持することが望ましいと記載している[8]。一方，直接経口抗凝固薬（DOAC）は禁忌であり，ワルファリン以外に投与可能な経口薬はなく，慎重な導入と維持が必要となる。この場合も術前3週間以上のワルファリン療法を行うが，筆者はPT-INR 2.0前後を目標とし，術前に経食道心エコー（transesophageal echocardiography；TEE）で血栓のないことを確認し，アブレーションを実施している。術後は2カ月以内に中止することが多い。前向き研究に基づくエビデンスの構築と適切なガイドラインが求められる。

▶▶ DOAC

わが国で最初のDOACダビガトランが上市されて約8年が経過した。現在ではリバーロキサバン，アピキサバン，エドキサバンを含む4種類のDOACが使用可能で，非弁膜症性AF例の血栓塞栓症予防の標準的治療薬となっている。ワルファリンと比較すると，内服後から効果発現までの時間が短く（rapid onset），半減期も12時間前後と短く，作用の消失も速い（rapid offset）という特徴がある[1]。このため，ワルファリンよりもDOACのほうが周術期管理が容易で，術前3週間（以上）という比較的短期間前から開始しても速やかに効果（抗凝固作用）が得られ，維持される。その有効性・安全性がワルファリンと同等またはそれ以上であれば，アブレーションにより適した薬剤と考えられる。

ここで問題となるのが，DOACを継続投与するか，中断するかである。ダビガトランには特異的中和薬（イダルシズマブ）が使用可能であるが，Xa阻害薬には中和薬がなく，Xa阻害薬継続のままアブレーション手技を行うと，重症の出血性合併症が生じた場合に止血困難となるリスクがある。一方，短期間のみ（術当日のみ）投薬を中止した場合，ある一定期間，抗凝固療法がなされていない時間が生じることとなり，ハイリスク例では血栓塞栓症が懸念されるかもしれない。また，術後は早期の投与再開が望ましいものの，穿

刺部の止血が十分でなければ再出血のリスクがあり，投与再開のタイミングも問題となる。各DOACの周術期投与法に関する検討結果を以下に述べる。

ダビガトラン

1日2回投与の直接トロンビン阻害薬で，約80％が腎排泄されるため，クレアチニンクリアランス（CCr）30mL/分以上の例が適応となる。AFアブレーションにおいて，ワルファリン使用と比較して，出血性合併症・塞栓症発症に差がないことが報告された[9]。この報告では，ダビガトラン投与はアブレーション前に1〜2回スキップされており，継続投与されていない。アブレーション周術期のダビガトランとワルファリンのメタ解析では，有効性・安全性に差はないことが報告されたが[10, 11]，検討された論文の多くでアブレーション前に1〜2回スキップされていた。

RE-CIRCUIT®試験

2017年に発表されたRE-CIRCUIT®試験では，周術期ダビガトラン継続投与（150mg 1日2回）とワルファリン継続投与（PT-INR2.0〜3.0）の有効性・安全性が比較検討された[12]。多施設共同ランダム化比較試験（対象：平均59歳）で，最終的にダビガトラン群317例とワルファリン群318例でアブレーションが施行された。その結果ダビガトラン群は，心タンポナーデ（ダビガトラン群1件vsワルファリン群6件）を含めた国際血栓止血学会（International Society on Thrombosis and Haemostasis；ISTH）基準大出血の出現頻度がワルファリン群より有意に少なく（HR＝0.22, $p<0.001$）（図2），また塞栓症は両群ともにきわめて少なく，ワルファリン群でTIAを1例に認めたのみであった。大出血発現の推移をみると（図2），術中・術直後から差が認められただけでなく，経過中もワルファリン群で増加したのに対し，ダビガトラン群では1例に消化管出血を認めるのみであった。

以上のように，ダビガトランはワルファリンより安全性に優れることが証明された。前述のように重大な出血性合併症発生時にはイダルシズマブで中和可能であり，AFアブレーション周術期の抗凝固薬としてダビガトランが最も望ましいと言える。これを反映し，「ガイドライン」でもクラスI適応（レベルA）に位置づけられている（表1）。

注意すべき症例

注意すべきはCCr50mL/分未満の中等度腎機能低下例で，110mg 1日2回が投与されることの多い高齢者においてもRE-CIRCUIT®試験と同様の結果が得られるかは不明である。最近では75歳を超える高齢者においてもAFアブレーションが行われている状況を考慮すると，ダビガトランの対

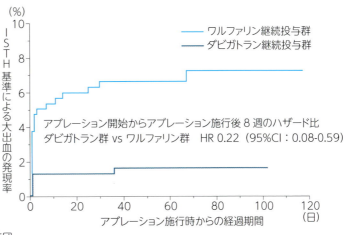

図2　RE-CIRCUIT試験結果
ISTH基準による大出血の累積発現率を示す。ダビガトラン継続投与群（150mg・1日2回）とワルファリン継続投与群（PT-INR2.0〜3.0）の比較で，ダビガトラン群が有意に少なかった。
（文献12をもとに作成）

象患者の選定には注意を要する。さらに1日2回の服薬が必要であり，周術期の服薬指導を徹底しなければならない。

　なお，当院のプロトコルでは出血性合併症発生時の対応を容易にするため，アブレーション当日の朝（術前）はダビガトランを投与せず（1回スキップ），術後4時間が経過した時点で投与している［クラスⅡA適応（レベルB-NR）］（表1）。現在までに術前・術直後の塞栓症の出現はなく，また対応困難な再出血も経験していない。中和薬をスタンバイし，継続投与下でのアブレーションも可能であるが，どちらが有用か，差はないのか，今後の検討を要する。

リバーロキサバン

　1日1回投与のXa阻害薬で，活性体として36%［代謝物（不活性体）を含めると66%］が腎排泄される。CCr15mL/分以上であれば投与可能だが，30mL/分未満の高度腎機能低下例では避けたほうがよい。

VENTURE-AF試験
　AFアブレーション周術期のリバーロキサバン継続投与の効果に関しては，前向きランダム化試験（VENTURE-AF）で確認された[13]。AFアブレーション周術期にリバーロキサバン（R）群（114例，平均59歳）とワルファリン（W）群（107例，平均60歳）とに無作為に割り付け，アブレーション

が施行された[11]。CCr50mL/分未満の症例は除外され，また一部の患者ではTEE施行後に無作為化が行われ，7日以内にアブレーションが実施された。その結果，ISTH基準の重大出血性イベント（R群0例，W群1例），塞栓症イベント（R群0例，W群2例）の発生は両群間ともにきわめて低く，差はなかった。すべての出血性イベントもR群21例，W群18例で同等であった。この試験では，リバーロキサバン投与は夕食後で，半減期を考えると翌日の術中にはリバーロキサバンの効果は少なく，アブレーション手技はリバーロキサバンに影響されず実施可能であったと推察される。この試験結果を受け，「ガイドライン」ではリバーロキサバン継続投与はクラスI適応（レベルB-R）に位置づけられた（表1）。なお，本試験は海外で実施され，リバーロキサバンの投与量は20mg・1日1回と，わが国とは異なること，中等度以上の腎機能低下例は除外されたことに注意を要する。

JACRE試験

わが国では，AFアブレーションの3週間以上前からリバーロキサバンまたはワルファリンが投与され，アブレーションが行われた症例を前向きに登録したレジストリー研究（JACRE試験）が実施された[14]。リバーロキサバン群に1,118例（JACRE-R），ワルファリン継続群に204例が登録された（JACRE-W）。

JACRE-Rでのアブレーション開始から30日間の血栓塞栓症は2例（0.2％），重大出血（ISTH基準）は5例（0.4％）で，複合イベント発生率は7例（0.6％）であった。一方，JACRE-Wでは，血栓塞栓症は0例（0％），重大出血は3例（1.5％）であった。コックス回帰モデル（Firth's correction）で比較検討すると，リバーロキサバン群とワルファリン群間で差は認められなかった[14]。リバーロキサバンも，継続投与されたワルファリンと有効性・安全性が同等であることが示唆された。

なお，JACRE-Rでは，ほとんどの症例でアブレーション前日と翌日にリバーロキサバンが投与されたが，アブレーション術日には42％のみに投与され，その多く（38％）は術後であった。すなわち，ほとんどの症例では術直前には投薬されなかったが，血栓塞栓症発現率は0.2％と低く，双方ともTIAであった。

◎

以上より，1日1回投与のDOACは，術日の朝（術直前）はスキップしても大きな問題とはならないことが示唆された。当院では，リバーロキサバンは原則継続するが，術直前には投与せず，術後4時間で投与している［クラスⅡA適応（レベルB-NR）］（表1）。術直前をスキップすることの有効性に関し，前向きな検討を要すると考えられる。

アピキサバン

1日2回投与のXa阻害薬で，27％が腎排泄される．CCr15mL/分以上であれば投与可能だが，30mL/分未満の高度腎機能低下例では避けたほうがよい．

AFアブレーション周術期におけるアピキサバンの有効性・安全性は，メタ解析ではワルファリンと差がないことが示されている[15, 16]．

AXAFA-AFNET 5試験

最近，アピキサバン継続投与とワルファリン継続の有効性・安全性を前向きに検討したAXAFA-AFNET 5試験の結果が報告されている[17]．対象はCHADS$_2$スコア1点以上のAF例で，AFアブレーション周術期にアピキサバン群（318例，平均64歳）とワルファリン群（315例，平均64歳）に無作為に割り付けられた[17]．その結果，複合エンドポイント（死亡，脳卒中，BARC基準2-5の出血）がアピキサバン群22例（6.9％），ワルファリン群23例（7.3％）に認められ，両群間に差はなかった（非劣性 $p = 0.0002$）（図3）．ISTH基準大出血は，アピキサバン群10例（3.1％），ワルファリン群14例（4.4％）に認められた．以上より，アピキサバン継続もワルファリン継続と同等の有効性・安全性が確認された．

アピキサバンには，1日2回投与のダビガトランとは異なり，現時点では特異的中和薬はなく，心タンポナーデのような重篤な出血性合併症が生じた

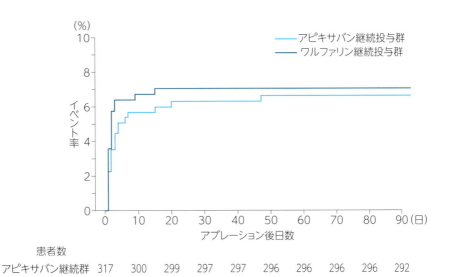

図3　AXAFA-AFNET 5試験結果
死亡，脳卒中，BARC基準2-5の出血の複合エンドポイントの発現率を示す．アピキサバン継続群とワルファリン継続群の間で差は認められなかった．　　　　　　　　　　　　（文献17より引用）

場合は止血困難となるリスクがある。他のDOACと同様に、術当日の朝の投与をスキップし、術後4時間で投与してもよいかもしれない［クラスⅡA適応（レベルB-NR）］(表1)。

エドキサバン

1日1回投与のXa阻害薬で、50％が腎排泄される。CCr15mL/分以上であれば投与可能だが、30mL/分未満の高度腎機能低下例では避けたほうがよい。

非弁膜症性AFに対する適応取得が遅れたため、エドキサバンのAFアブレーション周術期の有効性・安全性に関する報告は少ない。さらに、ワルファリン継続投与と比較した検討は現在まで報告されていない。現在、複数の臨床試験が進行中で、AFアブレーション周術期の安全性は確立されていない。

エドキサバンの薬理動態を考慮すると、1日1回のXa阻害薬リバーロキサバンと同様の投与法で対応することが可能と考えられる。当院では、AFアブレーション周術期のエドキサバン投与法はリバーロキサバンと同様で、アブレーション術当日のみ術後4時間に投与している。

▶▶経食道心エコー検査（TEE）の役割

AFアブレーションは左房内（左心耳内）血栓があれば禁忌となるため、以前は血栓検索のためにTEEが行われてきた。しかし、DOACの登場により、ワルファリンのようなPT-INR管理が不要となり、迅速かつ簡便な抗凝固療法が可能となった。AFアブレーション前は、電気的除細動に準じて3週間以上の抗凝固療法が行われるため(表1)、術前のTEEで左房内血栓が検出されるケースは少なくなっている。

2009年の報告をみると、十分な抗凝固療法を行ったとしても、AFアブレーション前のTEEにより、1.6％の例で左房内血栓が検出され、特に、$CHADS_2$スコア2点以上または左房拡大例で有意に多く検出されることが示された[18]。ただし、この報告では抗凝固薬としてワルファリンが使用されており、PT-INRコントロールの良否も関係するかもしれない。

これに対し、DOACを継続投与し、TEEなしでAFアブレーションを実施することの安全性が検討された[19]。抗凝固薬としては、リバーロキサバン（514例）またはアピキサバン（456例）が使用され、術前に4週間以上の投与が行われた。平均年齢は69.5歳で、非発作性AFが85％を占め、CHA_2DS_2-VAScスコアは平均3点、$CHADS_2$スコア2点以上が63％で、

塞栓症ハイリスク例が多く登録された．結果はTIAを1例（0.1％）に認めたのみで，DOAC継続投与により，TEEなくAFアブレーションが安全に実施可能であることが示された．

◎

当院では，発作性AF（CHA_2DS_2-VAScスコア：男性1点，女性2点以下）でDOACを服薬していれば，TEEは実施することなくAFアブレーションを行っている．TEEは，持続性AF例，脳梗塞既往などの血栓塞栓症ハイリスク例，ワルファリンコントロール不良例，DOAC服薬のアドヒアランス不良例，そして何らかの理由で3週間以上の抗凝固療法を実施することなくAFアブレーションを行う例などが適応となるだろう．今後の検討を要する．

文献

1) Heidbuchel H, et al:Updated European Heart Rhythm Association Practical Guide on the use of non-vitamin K antagonist anticoagulants in patients with non-valvular atrial fibrillation. Europace. 2015;17(10):1467-507.
2) Calkins H, et al:2017 HRS/EHRA/ECAS/APHRS/SOLAECE expert consensus statement on catheter and surgical ablation of atrial fibrillation. Heart Rhythm. 2017;14(10):e275-e444.
3) Schmidt M, et al:Atrial fibrillation ablation in patients with therapeutic international normalized ratios. Pacing Clin Electrophysiol. 2009;32(8):995-9.
4) Kwak JJ, et al:Safety and convenience of continuous warfarin strategy during the periprocedural period in patients who underwent catheter ablation of atrial fibrillation. J Cardiovasc Electrophysiol. 2010;21(6):620-5.
5) Di Biase L, et al:Periprocedural stroke and management of major bleeding complications in patients undergoing catheter ablation of atrial fibrillation:the impact of periprocedural therapeutic international normalized ratio. Circulation. 2010;121(23):2550-6.
6) Hakalahti A, et al:Catheter ablation of atrial fibrillation in patients with therapeutic oral anticoagulation treatment. Europace. 2011;13(5):640-5.
7) Santangeli P, et al:Ablation of atrial fibrillation under therapeutic warfarin reduces periprocedural complications:evidence from a meta-analysis. Circ Arrhythm Electrophysiol. 2012;5(2):302-11.
8) 社団法人日本透析医学会：血液透析患者における心血管合併症の評価と治療に関するガイドライン．透析会誌．2011;44(5):337-425.
9) Bassiouny M, et al:Use of dabigatran for periprocedural anticoagulation in patients undergoing catheter ablation for atrial fibrillation. Circ Arrhythm Electrophysiol. 2013;6(3):460-6.
10) Bin Abdulhak AA, et al:Safety and efficacy of interrupted dabigatran for peri-procedural anticoagulation in catheter ablation of atrial fibrillation:a systematic review and meta-analysis. Europace. 2013;15(10):1412-20.
11) Hohnloser SH, et al:Safety and efficacy of dabigatran etexilate during catheter ablation of atrial fibrillation:a meta-analysis of the literature. Europace. 2013;15(10):1407-11.

12) Calkins H, et al: Uninterrupted Dabigatran versus Warfarin for Ablation in Atrial Fibrillation. N Engl J Med. 2017;376(17):1627-36.
13) Cappato R, et al: Uninterrupted rivaroxaban vs. uninterrupted vitamin K antagonists for catheter ablation in non-valvular atrial fibrillation. Eur Heart J. 2015;36(28):1805-11.
14) Okumura K, et al: JACRE Investigators. Efficacy and Safety of Rivaroxaban and Warfarin in the Perioperative Period of Catheter Ablation for Atrial Fibrillation. Outcome Analysis From a Prospective Multicenter Registry Study in Japan. Circ J. 2016;80(11):2295-301.
15) Blandino A, et al: Apixaban for periprocedural anticoagulation during catheter ablation of atrial fibrillation: a systematic review and meta-analysis of 1691 patients. J Interv Card Electrophysiol. 2016;46(3):225-36.
16) Lu D, et al: Meta-Analysis of Efficacy and Safety of Apixaban in Patients Undergoing Catheter Ablation for Atrial Fibrillation. Pacing Clin Electrophysiol. 2016;39(1):54-9.
17) Kirchhof P, et al: Apixaban in patients at risk of stroke undergoing atrial fibrillation ablation. Eur heart J. 2018;39(32):2942-55.
18) Scherr D, et al: Incidence and predictors of left atrial thrombus prior to catheter ablation of atrial fibrillation. J Cardiovasc Electrophysiol. 2009;20(4):379-84.
19) Di Biase L, et al: Is transesophageal echocardiogram mandatory in patients undergoing ablation of atrial fibrillation with uninterrupted novel oral anticoagulants? Results from a prospective multicenter registry. Heart Rhythm. 2016;13(16):1197-202.

（奥村　謙，岡松秀治）

4-3 アブレーション施行後フォロー中に無症候性心房細動を見つけた場合にどうするか？

▶▶無症候性心房細動の診断と頻度

心房細動（atrial fibrillation；AF）の診断は心電図記録により容易であるが，臨床の現場において，無症候性の，特に"発作性"AFは，偶発的に記録された心電図によってのみ可能である。AF患者の10～40％は無症候性であるとされ[1]，特に脳梗塞の一次予防を考える場合，このような患者における診断が課題になっている。

ホルター心電図による診断

心臓植え込み型デバイスを用いたAF診断をゴールドスタンダードとして，患者の自覚症状，ホルター心電図（electrocardiogram；ECG）（月1回，3カ月に1回，毎月），7日間ホルター，30日ホルターによる診断を比較した場合，感度（実際のAFをAFと診断できた割合）31～71％，陰性的中率（AFなしと診断されて，実際にAFがなかった割合）21～39％と，ともに低いことが示された[2]。患者の自覚症状，12誘導心電図，ホルター心電図では，AFの発症を過小評価していることを意味する。

有症候性AFの再発と無症候性AF

有症候性AFに対するアブレーション前後に，植え込み型ループレコーダー（implantable loop recorder；ILR）を用いたAF再発のモニタリングが行われている。術後18カ月のモニタリング期間中，2分以上持続するAFを再発と定義した場合，69％でAF，心房粗動，心房頻拍のいずれかが記録されたが，58％の患者でアブレーション後に症状が消失していた。アブレーション前後でAF累積持続時間（いわゆるAFバーデン）は86％減少し，1人当たり平均2時間から0.3時間に減少している。アブレーション後ILRで記録された頻拍のうち，56％は無症候性であり，無症候性AF／有症候性AF比は1.1から3.7に上昇している[3]。

無症候性になる要因として，AF持続時間が短くなり，心拍数が遅く，心

拍数の変動が少ないことが認められた。すなわち，アブレーションにより症状がなくなったとしても，実際には無症候性AFが残存する。術後のAF再発のうち50%は無症候性AFであることが示されている[3]。

▶▶無症候性AFに対するアブレーション適応は？

そもそも無症候性AFに対して，アブレーションの適応はあるだろうか？まず，本当に「無症候」であるのかを判断する必要がある。AFに伴う息切れなどの症状を，年齢や体力低下のためと考える患者は少なくない。詳細な病歴聴取により，本当に無症候なのかどうかを判断する必要がある。

無症候患者に対する電気的除細動により，75%程度症状が改善するとの報告もあるが，SAFE-T試験においては，AF持続例と薬剤や除細動後の洞調律維持例でQOLに差はなかった[4]。

さらに，AFアブレーション施行後には，心房粗動や心房頻拍として再発例も少なくないことに留意する必要がある。このような例は24〜34%で発生すると報告されており，AF時よりも動悸などの症状がむしろ増悪する。すなわち，無症候性が有症候性になってしまうリスクがある[5]。

AFと薬物治療

AF患者自身は，AFのない群と比較して生命予後が不良であることが観察試験で示されている。一方，薬物治療により洞調律維持と心拍数コントロールを比較した試験ではことごとく，洞調律維持は心拍数コントロール治療に対する優位性を示すことができなかった。抗不整脈薬による陰性変力作用，催不整脈作用がその原因として示唆されている[6]。

AFとアブレーション

アブレーションは，薬物治療と比較して洞調律維持効果に優れていることがいくつもの試験で示されている。現在のところ，アブレーションにより脳梗塞や生存率を改善させたというランダム化比較試験（randomized controlled trial；RCT）は存在しない。抗不整脈薬を使用せずに洞調律維持ができれば理論的には生命予後を改善しうる。

「不整脈の非薬物治療ガイドライン2011年改訂版」および「2017年HRS/EHRA/ECAS/APHRS/SOLAECE expert consensus statement」では，心房細動に対するアブレーションにおいて，無症状あるいはQOLの著しい低下を伴わない持続性心房細動についてはクラスⅡb適応となっている。しかし，心機能低下例や肥大型心筋症など，無症候でも洞調律維持が望まし

い例も存在する。

現在，AF患者におけるアブレーション後の生存率に関するRCT（CABANA試験，EAST試験，OAT試験など）が進行中である。

▶▶アブレーション後の抗凝固療法継続の是非

カテーテルアブレーションにより血栓塞栓症の頻度が減少することが，近年報告されてきている。特にCHA_2DS_2-VAScスコアが高い例でその効果がより高い。さらに，この結果は抗凝固療法の使用の有無で差がなかった[7]。

アブレーション後，抗凝固療法の継続の是非をどのように考えればよいのだろうか？ 検討する際のポイントは，以下の通りである。

①AFの再発があるかどうか？
②どの程度のAFバーデンが脳梗塞発症と関連するか？
③患者の血栓塞栓症および出血のリスク

前述したように，心臓植え込み型デバイス挿入患者以外は無症候性AFの正確な診断が困難である。自覚症状の有無，ホルターECGの所見のみでAF再発の有無を判定することはできない。

心臓植え込み型デバイスで記録されたAF持続時間と脳梗塞もしくは一過性脳虚血発作（transient ischemic attack；TIA）の発症を検討した研究が近年報告されている。

ASSERT試験では，2,580例を対象として心房レート190/分，6分以上の頻拍を頻脈性心房不整脈（atrial high-rate episodes；AHRE）と定義し，このAHREが存在する群で2.5倍脳梗塞発症率が高いことが示されている。TRENDS試験では，1日のAF累積持続時間が5.5時間以上のとき，脳梗塞のリスクは2.2倍になったことが報告された。SOS AF projectでは，デバイスが挿入された10,016例においてAF累積持続時間と脳梗塞/TIAの発症の関連が検討され，抗凝固療法未施行例においては$CHADS_2$スコアで補正されても，1日のAF累積持続時間が1時間を超えると脳梗塞/TIA発症のリスクが有意に高まった[8, 9]。

以上の結果は，1日数時間程度のAFが残存していると心原性脳塞栓症の発症リスクがあることを示しており，抗凝固薬の安易な中止に警鐘を鳴らす結果と言える。

さらに興味深い知見がIMPACT-AF試験において示された。脳梗塞を発症した73%の患者において，発症時にAFが起こっていたわけではなく，その発症とAFは直接時間的関連がないという結果である。この事実は，AF

発生時に血栓が形成され塞栓症が発症するというより，AFの存在自体が脳梗塞の危険因子であるということを意味する[10]。

◎

アブレーション後に無症候性AFを発見した場合，その頻度・持続時間は問わず，アブレーション施行前と同様にその血栓塞栓症のリスクに応じて抗凝固療法を再開する必要がある。具体的には，$CHADS_2$スコア2点以上であれば，心臓植え込み型デバイスなどによりAFの再発が厳密に除外できない場合，抗凝固療法を可能な限り継続すべきであるし，中止していた場合には速やかに再開することが求められる。

▶▶再アブレーションの適応

個々の患者において，最終的な治療目標をどこに置いているかにより，再アブレーションの適応は異なる。「AF症状の（QOL）緩和を目的とする」のか，「抗不整脈薬や抗凝固療法の中止を目標とする」である。

有症候性の発作性心房細動に対しアブレーションを施行した例において，無症候な再発であれば，血栓塞栓症のリスクに応じて抗凝固療法を継続・再開し，経過観察でよいだろう。

表1　無症候性AFに対するアブレーション適応で検討すべき要素

Pro	Con
・本当に無症候か？ 　・生活制限 　・精神的苦痛 　・除細動後に症状改善	・除細動やアブレーションを施行しても多くの無症候例で症状は改善しない
・無症候例に対するアブレーション後に症状が改善する	・アブレーションのプラセボ効果の存在 ・アブレーション後に心房粗動や心房頻拍になることで症状が増悪する
・永続性AF患者は，生命予後や脳梗塞，認知症，心不全のリスクを一生背負う	・アブレーション後，生命予後や脳梗塞を減少させることを示すRCTの欠如
・アブレーションが生命予後，脳梗塞を減少させるという研究の結果	・研究における選択バイアスの可能性
・生涯にわたる抗凝固療法を避けられる	・ワルファリンに比較し，DOACによりAF患者の予後が改善する可能性
・アブレーション技術は進歩し続けている ・アブレーションの経験が豊富な施設では，合併症リスクは低い	・長期持続性心房細動に対する不十分なアブレーション成績 ・4％程度に重大な合併症がみられる
・心房リモデリングが進行する前に治療すべきである（根治の機会を失う可能性がある）	・リモデリング進行予防にはライフスタイルの変更が重要である

DOAC：direct oral anticoagulants（経口抗凝固薬）

無症候性の持続性心房細動患者に対して，抗不整脈薬や抗凝固療法の減量・中止を目的にアブレーションを行う場合は，AFバーデンを1日1時間以内程度まで減らす必要がある。これが判定できるのは植え込み型デバイスを使用している患者のみである。

　このような状況をふまえ，患者が再アブレーションのリスクや術後の内服継続の可能性をインフォームドコンセントにより受容でき，積極的な治療を希望する場合には再アブレーションを行ってよいだろう(表1)。

文　献

1) Kalman JM, et al:Should We Perform Catheter Ablation for Asymptomatic Atrial Fibrillation? Circulation. 2017；136(5)：490-9.
2) Ziegler PD, et al:Comparison of continuous versus intermittent monitoring of atrial arrhythmias. Heart Rhythm. 2006；3(12)：1445-52.
3) Verma A, et al:Discerning the incidence of symptomatic and asymptomatic episodes of atrial fibrillation before and after catheter ablation (DISCERN AF): a prospective, multicenter study. JAMA Intern Med. 2013；173(2)：149-56.
4) Singh SN, et al:Quality of life and exercise performance in patients in sinus rhythm versus persistent atrial fibrillation：a Veterans Affairs Cooperative Studies Program Substudy. J Am Coll Cardiol. 2006；48(4)：721-30.
5) Tilz RR, et al:Catheter ablation of long-standing persistent atrial fibrillation：5-year outcomes of the Hamburg Sequential Ablation Strategy. J Am Coll Cardiol. 2012；60(19)：1921-9.
6) Wyse DG, et al:A comparison of rate control and rhythm control in patients with atrial fibrillation. N Engl J Med. 2002；347(23)：1825-33.
7) Friberg L, et al:Catheter ablation for atrial fibrillation is associated with lower incidence of stroke and death：data from Swedish health registries. Eur Heart J. 2016；37(31)：2478-87.
8) Healey JS, et al:Subclinical atrial fibrillation and the risk of stroke. N Engl J Med. 2012；366(2)：120-9.
9) Boriani G, et al:Device-detected atrial fibrillation and risk for stroke：an analysis of＞10,000 patients from the SOS AF project (Stroke preventiOn Strategies based on Atrial Fibrillation information from implanted devices). Eur Heart J. 2014；35(8)：508-16.
10) Vinereanu D, et al:A multifaceted intervention to improve treatment with oral anticoagulants in atrial fibrillation (IMPACT-AF)：an international, cluster-randomised trial. Lancet. 2017；390(10104)：1737-46.

〈里見和浩〉

4-4 非通常型心房粗動や術後心房頻拍における多極マッピングのコツと手技のエンドポイントは？― multiple AT の場合

▶▶複雑な術後心房頻拍・非通常型心房粗動のマッピングとアブレーション

先天性心疾患に対する心内修復術，上方経中隔アプローチによる僧帽弁手術，あるいは心房細動に対するmaze術では，術後遠隔期に心房頻拍や非通常型心房粗動を生じやすい。手術時の切開瘢痕や，術前から存在あるいは手術侵襲により発生する新たな障害領域が頻拍の原因であり，中には複数の頻拍を有する複雑症例も経験する。多極マッピングにて回路を同定し，治癒した僧帽弁手術後の心房頻拍症例を呈示し，マッピングするポイント，洞機能や房室伝導の障害を避ける方法について述べる。

症例 68歳，男性。3年前，感染性心内膜炎による僧帽弁閉鎖不全症に対し上方経中隔アプローチ（図1）による僧帽弁形成術を受けた。3カ月前より心房粗動が持続するためカテーテルアブレーションを施行した。

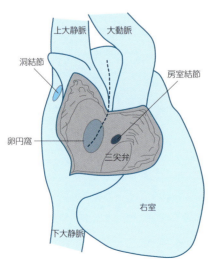

図1 上方経中隔アプローチ
僧帽弁手術の切開方法のひとつ。右房自由壁を切開して心房中隔を露出し，心房中隔から左房前壁を切開し僧帽弁にアプローチする方法。術視野が広い。三尖弁手術を同時に行う症例や左房の小さい症例に行われる。
洞結節動脈を離断するため術後に洞不全となることがあり，心房粗動や心房頻拍が発生しやすい。

アブレーション手技

　入院時の12誘導心電図（図2）は通常型心房粗動様の粗動波を示し，入室時もこの頻拍が持続していた。冠静脈洞に10極カテーテルを留置したところ，頻拍周期は270msec，冠静脈洞は近位から遠位へと伝導するパターンであった（図3）。FlexAbility™を三尖弁‐下大静脈間峡部（cavo tricuspid isthmus line；CTI）に留置してから250msecで連続刺激を行うと頻拍はエントレインされ，復元周期が頻拍周期にほぼ一致した（図3）。

　CTI依存性心房粗動の診断にてCTIの線状焼灼を開始，焼灼中に頻拍周期が徐々に延長し330msecとなったあと，頻拍の興奮順序が変化した（図

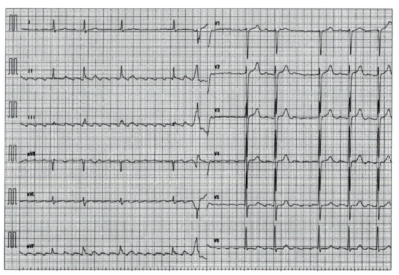

図2 心房粗動の12誘導心電図

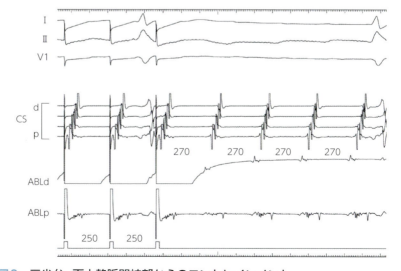

図3 三尖弁‐下大静脈間峡部からのエントレインメント
頻拍はエントレインメントされ，post-pacing intervalは頻拍周期に一致した。

4)．焼灼を継続してもこれ以上の変化はみられなかった．CTIの焼灼を継続するか？

実際の対応①

CTIで再度連続刺激を行いエントレインメントを行うと，post-pacing intervalは頻拍周期＋50msecと延長していた．CTIにはブロックができている可能性を考え，右房をマッピングすることにした．

EnSite Precision™（アボットメディカルジャパン）を用いて，20極リング状カテーテルにて多極マッピングを行った．すると，右房から中隔への切開線の三尖弁輪側を中隔から右房自由壁へ，切開線の後方を右房自由壁から中隔へと旋回するマクロリエントリー性心房頻拍であった（AT1，図5，動

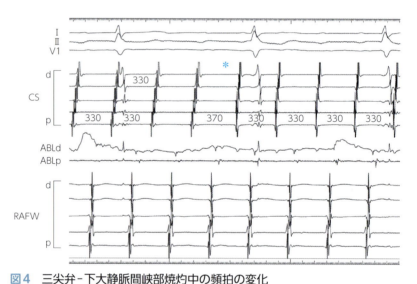

図4　三尖弁-下大静脈間峡部焼灼中の頻拍の変化
焼灼中頻拍周期が330msecに延長後，冠静脈洞の興奮パターンが変化した（＊）．

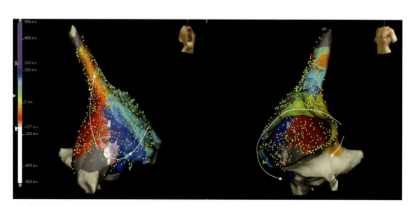

図5　心房頻拍（AT1）中の右房 activation map
右房から中隔の切開線周囲を旋回するマクロリエントリー性心房頻拍であった．

図1)。CTIには両側から興奮が進入するパターンであった。この頻拍はマッピング中に停止してしまった。誘発のためプログラム刺激を行うと，異なる頻拍ばかりが誘発されAT1は誘発されなかった。このような場合どうするか？

実際の対応②

複数のATを有する症例である。右房に多くの焼灼を行う可能性が高く，本症例のように洞結節と房室結節の間に右房と中隔の切開線が存在する場合，焼灼により予期せぬ洞不全や房室ブロックとなる可能性がある。そのため，洞調律中に右房マッピングを行い，洞結節の位置と房室結節への伝導経路を確認した（図6）。すると，右房切開線の後方に最早期興奮部位を認めたが，通常は完全にブロックされるはずの切開線を後方から前方へまたぐ伝導を認めた。当該部位は，AT1中は機能的ブロックとなっていたと考えられる。当伝導に加え，心房中隔切開線下方を介する伝導，右房自由壁切開線下方を介する伝導の計3経路が存在することが確認された。

実際の対応③

次に，誘発されたAT2（頻拍周期390msec）をマッピングした。すると，洞調律中と同様の切開線のgapを後方から前方へと伝導し，切開線前方の自由壁，中隔を下行し，切開線後方を上行する伝導パターンであった（図7，動画2）。切開線前方自由壁（図7A）からのエントレインメントではpost-

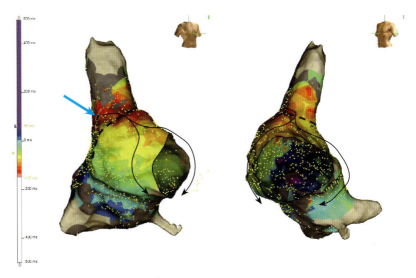

図6　洞調律中の右房興奮パターン
洞結節（最早期興奮部位：青色矢印）は，右房切開線の後方に存在した。しかし，右房切開線をまたぐ伝導がみられた。

pacing intervalが頻拍周期よりも80msec長く（図8），リエントリー回路ではないと判断した。

一方，切開線後方の中隔（図7B）は低電位の分裂電位（fractionated potential）を示し，post-pacing intervalが頻拍周期+10msecとほぼ一致し，回路上と考えられた（図9）。どこを焼灼するか？

実際の対応④

焼灼部位の候補として，①切開線上の伝導gap，②切開線中隔下端から下大静脈にかけての線状焼灼，③中隔切開線後方の3箇所を考えた。いずれ

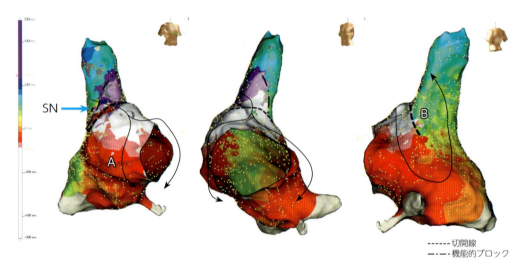

------ 切開線
—·— 機能的ブロック

図7 心房頻拍（AT2）中の右房activation map
切開線前方の自由壁，中隔を下行し，切開線後方を上行する伝導パターンを示す。

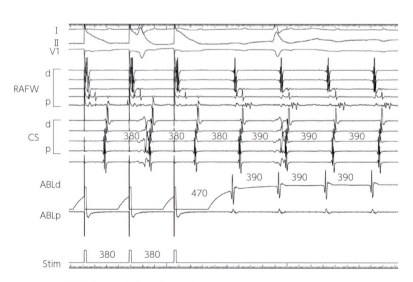

図8 切開線前方右房自由壁（図7A）からのエントレインメント
post-pacing intervalが長く，頻拍回路上ではない。

も頻拍停止が期待できる。①は洞調律中の洞結節から房室結節への最も早期の伝導経路であり，また焼灼による洞結節への影響も懸念される。②は左房中隔まで焼灼できるかが懸念された。③が房室伝導への懸念が最も少ない部位と判断し焼灼した（図10A）。すると焼灼中に頻拍停止し（図11），再度の洞調律中のマッピングにて同部位の伝導ブロックが確認され（図10B），以後頻拍は誘発不能となった。最後にAT1のリエントリー回路の必須部位である切開線右房自由壁下端から下大静脈にかけて焼灼した（図12）。その後いかなる頻拍も誘発されずセッション終了とした。以後6カ月の経過中に頻拍の再発はない。

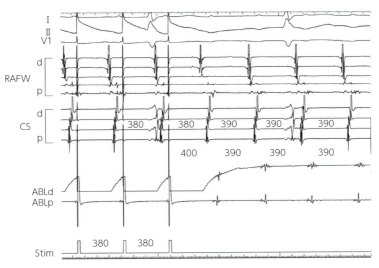

図9　切開線前方心房中隔（図7B）からのエントレインメント
post-pacing intervalが頻拍周期にほぼ一致。

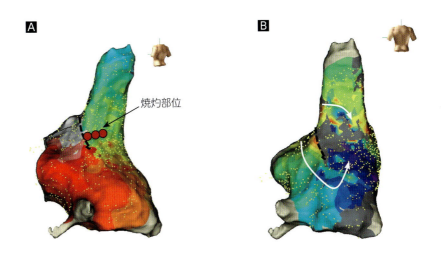

図10　AT2に対する焼灼部位（A）と焼灼後の洞調律中の興奮パターン（B）
焼灼後は焼灼部位に向かい両方向から伝導するパターンとなり，局所のブロックと判断した。

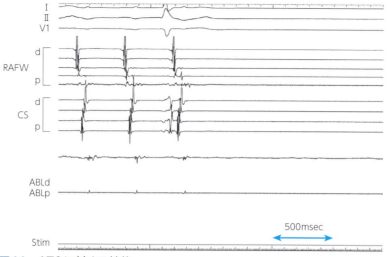

図11 AT2に対する焼灼

図10に示す部位の焼灼中にAT2は停止した。

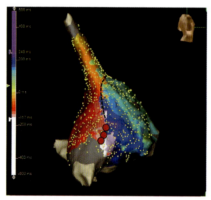

図12 AT1に対する焼灼部位

▶▶術後心房頻拍・非通常型心房粗動におけるアブレーションのポイント

　心臓術後の心房頻拍は心房切開線周囲のマクロリエントリーの頻度が高いが，術前から存在する瘢痕，切開により新たに発生する周囲の緩徐伝導なども頻拍の原因となる。また，maze手術は手術部位に1箇所でも伝導再発があれば心房頻拍を引き起こす。よって，アブレーションを成功させるために以下のポイントを念頭に置く。

ポイント① 術式の把握

　術式を把握し，どの心房切開がなされたかを把握することが重要である。特に僧帽弁手術では，右側左房切開か上方経中隔アプローチかにより出現する頻拍が異なるため，事前の把握が重要となる。

ポイント② 回路となりうる部位の把握

切開線がわかれば，その周囲を旋回するリエントリーの頻度が高い。よって，もしセッション中に頻拍が誘発されなかったり，bumpして誘発不能となったりした場合でも焼灼する部位を決定できる。右房切開線の場合は，その自由壁下端から下大静脈間がターゲットとなる（図12）。

また，maze手術では僧帽弁輪峡部切開線の僧帽弁輪部の残存伝導が心房頻拍の原因として多く，冠静脈洞内部からの焼灼が有効である[1]。このように，術式ごとの特徴を把握しておくことも重要である。

ポイント③ double loopの可能性を念頭に焼灼する

本症例のように三尖弁-下大静脈間峡部依存性心房粗動であっても，他の頻拍とのdouble loopであることも多い。その場合，CTIを焼灼中に頻拍が停止せず，もう一方のループに移行する。頻拍周期のわずかな延長や，興奮パターンのわずかな変化を見逃さず，エントレインメントペーシングを適宜行って確認することが重要である。

ポイント④ 複数の頻拍が持続せず不安定な場合は術式や電位マップから推定される重要部位を焼灼する

最近の多極マッピングでは，短時間で回路を把握することが可能となった。よって，ある程度持続すればおおよその回路を同定できる。しかし，それも不可能な場合の対処として，まずはポイント②で示した，術式から想定される重要部位を焼灼する。また，左房頻拍であれば肺静脈隔離や左房後壁隔離を行って頻拍の種類を限定させる。また，ある程度限局した低電位領域があればその焼灼も有効な場合がある。

ポイント⑤ 洞結節や房室伝導の障害を避ける

上方経中隔アプローチや，右房前壁や中隔に低電位領域を有する症例では，不用意な焼灼により洞結節を隔離したり房室伝導を離断したりしてしまうことがある。洞調律中にマッピングができれば，多極マップにて洞結節の位置，房室結節への伝導様式を把握しておき，そのような障害を避けることができる。

▶▶その他の対応

複数の頻拍の1つ1つをすべて完全にマッピングするのは困難なことも多い。その際，頻拍の一部の特に重要な必須緩徐伝導部位を同定する簡易なマッピング法も存在する。すなわち，回路全体を同定しなくても，リエントリーに必須な緩徐伝導部位を同定すれば治療可能である。その方法を以下に概説する。

冠静脈洞や右房に留置した多極電極のパターンとエントレインメントか

ら回路のおおよその位置を推定し，マッピングしはじめる．post-pacing intervalがおおよそ頻拍周期に一致する部位を同定し，そこから早期部位に向かってマッピングを進める．そのうちfractionated potentialが記録されれば，必須緩徐伝導路である可能性があり，その焼灼を行う．頻拍が停止したら，さらに頻拍を誘発し同一の方法でマッピングと焼灼を繰り返す．筆者の経験では5～6種類の頻拍が誘発されても2時間程度の手技時間で治療可能である．

本症例のまとめ

- 上方経中隔アプローチによる僧帽弁形成術後の複数心房頻拍に対し，頻拍中の多極マッピングにて速やかに回路を同定した．切開線を旋回する頻拍は途中から誘発不能となったが，回路の必須部位である切開線自由壁下端から下大静脈にかけて焼灼した．また，稀有な現象であるが切開線をまたぐ伝導を介するリエントリー性心房頻拍も認め，洞調律中の伝導パターンをふまえ，房室伝導や洞機能に障害を及ぼさない部位を選択して焼灼した．

文献

1) Takahashi K, et al: Mechanisms of postoperative atrial tachycardia following biatrial surgical ablation of atrial fibrillation in relation to the surgical lesion sets. Heart Rhythm. 2016 ; 13 (5) : 1059-65.

（宮内靖史）

動画で見る本症例のポイント

（動画は電子版に収載されています）

- 手術後の心房頻拍・非通常型心房粗動は，切開線を旋回するリエントリーの頻度が高い．切開線自由壁下端～下大静脈にかけての焼灼が有効である．
- 切開線をまたぐ伝導を認め，頻拍回路の一部となっていた．当伝導は洞調律時の房室伝導の主要な経路でもあったため焼灼せず，中隔の切開線後方を焼灼し成功した．

索 引

【 記号・数字 】

2017 HRS/EHRA/ECAS/APHRS/SOLAECE expert consensus statement　*173*
3D-CT検査　*22*
％NP（non-passive ratio）　*70*
κオピオイド受容体作動薬　*170*
μオピオイド受容体拮抗薬　*170*
μオピオイド受容体作動薬　*170*

【 欧 文 】

A

achieveカテーテル　*12, 16, 25, 29, 31, 33, 34, 57*
activation map　*89, 190, 192*
Add at Enguide　*115*
Advisorサーキュラーマッピングカテーテル SETM　*114*
AF（atrial fibrillation）　*29, 109, 172, 183*
── アブレーション　*184*
── 薬物治療　*184*
AHRE（atrial high-rate episodes）　*185*
AI（ablation index）　*85*
AIV（anterior interventricular vein）　*139*
ANS（autonomic nervous system）　*5*
　　extrinsic ──　*54*
　　intrinsic ──　*54*
APC（atrial premature complexe）　*102*
ARGP（anterior right GP）　*54*

B

ASV（adaptive servo ventilation）　*168*
ATP（adenosine triphosphate）　*92, 102, 121, 164*
── 急速静注法　*18, 19*
── 抵抗性 dormant conduction　*94*
── 負荷テスト　*95, 97*
AutoMap　*103, 105, 107*
AXAFA-AFNET 5試験　*179*

B

BiPAP（biphasic positive airway pressure）　*168*
BIS（bi-spectral index）　*167*
bottom　*26, 116*
box隔離　*71, 74*
breakthrough site　*91*
Brockenbrough法　*24*

C

carina　*12, 26, 116, 157*
CARTO®3　*64, 89, 114, 118, 136*
CFAE（complex fractionated atrial electrogram）　*60, 67, 100, 192*
── mapping　*61*
CHADS$_2$スコア　*180*
CMAP（compound motor action potential）　*24, 41*
── モニタリング　*41, 42*
co-axial　*14*
conscious sedation ☞意識下鎮静

contact force-sensing catheter　*63*
CSd（coronary sinus distal）　*139*
CTI（cavotricuspid isthmus）　*69, 189*

D

DF（dominant frequency）　*67*
DOAC（direct oral anticoagulants）　*172, 175*
dormant conduction　*18, 20, 92, 93, 94*
── 誘発テスト　*97*
double loop　*195*
double stop　*43*

E

ECG（electrocardiogram）　*183*
electroanatomical mapping　*60*
EnSite　*107, 110*
── NavX™　*22, 25, 41, 68, 89, 133*
── Precision™　*103, 190*
── Velocity™　*114, 118*
EPナビゲーター　*145*
epicardial breakthrough　*89, 91*
ETCO$_2$　*167*
ExTRa Mapping™　*61, 68, 72*

F

fad pad　*55*
false gap　*89*
far-field電位　*16, 17*
firing　*106*

FlexCath Advance *24*
fractionated potential *196*
fractionation *61, 62*
freeze *26*
frequent APC *108*
FTI（force-time integral） *85, 112*
fusion *115*

G
gap *85, 86, 88, 90, 91, 132*
　── mapping *86, 87*
geometry *60, 103*
GP（ganglionated plexus） *54, 131*

H
Hockey stickテクニック *27*

I
ice cap formation *8*
ILGP（inferior left GP） *54*
ILR（implantable loop recorder） *183*
inferior PV *7*
in silico解析 *68*
IRGP（inferior right GP） *54*
ISP *102, 121*

J
JACRE試験 *178*

L
LSPVアイソレーション *147*
LVZ（low voltage zone） *60, 62*
　── アブレーション *62, 65*

M
macroreentry性AT *62*
Marshall tract GP *54*
Marshall静脈 *128*
　── 化学的アブレーション *128, 133, 134*
　── 起源上室性期外収縮 *130*
maze手術 *195*
meandering型rotor *70*
mitral isthmus blockline *132*
monofocal APC *105*
multiple wavelets型rotor *70*

N
NavX™ *64*
non-PV firing *61*
non-PV foci *100, 101, 102, 104, 105, 108, 121*
　── 誘発法 *102*
NPA（non-passively activated area） *70*
NPPV（non-invasive positive pressure ventilation） *168*

O
Optima™ *114*

P
PAF（paroxysmal atrial fibrillation） *43, 46, 53, 60, 71, 101, 142, 144, 155*
PENTARAY® *63, 64, 87*
　── Eco *104*
peri-coronary sinus ablation *79*
PMS（post marketing surveillance） *154*

point by point法 *82*
post-pacing interval *189, 192, 196*
PPI（post pacing interval） *61*
preferential conduction *136, 138*
PT-INR（prothrombin time-international normalized ratio） *175*
pull down *13, 14, 15, 27*
PV *6*
　── anomaly *34*
　── 狭窄 *152, 157, 158*
　── 電位 *6, 11*
PVI（pulmonary vein isolation） *6, 10, 11, 29, 41, 43, 53, 60, 67, 80, 85, 109, 154*

R
rapid offset *175*
rapid onset *175*
RE-CIRCUIT®試験 *176*
Reflexion™ HD *64, 68*
remap *91*
RF（radio frequency） *119*
RFCA（radiofrequency catheter ablation） *19, 22, 35, 37, 85*
ridge *116, 146*
Roadmap system *24, 25*
roof *27, 116*
　── line *124*
rotor *67, 68*
　── アブレーション *73, 75*
RSPV（right superior pulmonary vein） *114*
　── アイソレーション *145*

RSP閉塞　*156, 157*

S

SAS（sleep apnea syndrome）
　167
SCORE Navi + Plus　*24*
single-shotアブレーション　*155, 157*
sinus node　*105*
SLGP（superior left GP）　*54*
SN　*106, 195*
spiral wave reentry　*67*
SR（sinus rhythm）　*60, 71*
substrate　*100*
superior PV　*7*
SVC　*105*

T

TactiCath™　*118*
TEE（transesophageal
　echocardiography）　*39, 175, 180*
TIA（transient ischemic attack）
　169, 173, 185
touch up ablation　*17*
true gap　*89*
TTI（time to isolation）　*3, 39*
TurboMap　*104, 105*
twitching　*41, 44*

U

UNDER-ATP試験　*96*

V

VENTURE-AF試験　*177*

voltage mapping　*6, 31, 32, 34, 60, 62, 63, 64, 87*
VPC（ventricular premature
　contraction）　*136*

【 和 文 】

あ

アデノシン三リン酸二ナトリウム
　水和物 ☞ ATP
アトロピン硫酸塩水和物　*55*
アピキサバン　*175, 179*
アブレーション前検査　*143*

い

イソプロテレノール ☞ ISP
イダルシズマブ　*175, 176*
イリゲーションカテーテル　*82, 137*
インピーダンス　*159*
意識下鎮静　*164, 168*
胃蠕動障害　*37*
胃蠕動低下　*38*
一過性脳虚血発作 ☞ TIA

う

植え込み型ループレコーダー ☞
　ILR

え

エタノール　*130, 132*
エドキサバン　*175, 180*
エントレインメント　*189, 192, 193*
遠隔期再伝導　*92*

お

横隔神経刺激　*41*
横隔神経ペーシング　*24*
横隔神経麻痺　*41, 152*

か

下大静脈-三尖弁輪間峡部 ☞ CTI
可変式シース 80
拡大肺静脈隔離 112, 146
冠状静脈洞辺縁焼灼 ☞ peri-coronary sinus ablation
冠静脈洞遠位部 ☞ CSd
冠動脈内空気塞栓 50, 52
感染性心内膜炎 152, 188
完全房室ブロック 53

き

期外収縮 ☞ APC
気泡 46
　──除去 48, 49
凝固因子補充療法 172

く

クライオバルーンアブレーション 2, 6, 20, 29, 37, 53, 56, 57
クライオバルーンカテーテル 9
クライオバルーン閉塞 13
駆動機構 68

け

経食道心エコー ☞ TEE
経大動脈アプローチ 136
血管合併症 152
血栓塞栓症 172

こ

コンタクト 4
コンタクトフォース 35, 81, 112
　──ガイド下拡大肺静脈隔離術 85
呼気CO_2モニター ☞ $ETCO_2$

呼吸サポート 166
固有心筋 81
抗凝固療法 185
高周波カテーテルアブレーション ☞ RFCA
高周波ホットバルーンカテーテル 143
高度徐脈 54, 57
高頻度心房ペーシング 62, 102
広範囲肺静脈隔離 150

さ

左側峡部ブロック 127
左肺静脈-左心耳間 anterior ridge 112, 113, 117
左房後壁隔離術 124
左房食道瘻 37
再アブレーション 186
再隔離治療 95, 96
再発性心房細動 120
最小限の鎮静 164
最低到達温度 8
細動興奮 126
三尖弁-下大静脈間峡部 ☞ CTI

し

シース 80
シグマート® 51
シリンジ吸引 47
自然再伝導 93, 94, 95
至適プロトロンビン時間 ☞ PT-INR
市販後調査 ☞ PMS
持続性心房細動 72, 78, 101, 102
自律神経 ☞ ANS
周波数解析 167

出血性合併症 172, 179
術後心房頻拍 188, 194
術前3次元CT 29, 31, 33
術中モニター 166
硝酸イソソルビド 51
上大静脈 ☞ SVC
　──隔離術 123
上方経中隔アプローチ 188
食道温度モニタリング 24, 37, 125, 151
食道潰瘍 151
食道関連合併症 38
食道左心房瘻 151
食道障害 37
食道冷却 151
心外膜の心臓脂肪に存在する神経叢 ☞ GP
神経叢 55
心室性期外収縮 ☞ VPC
心臓神経叢 55
心臓内の独立した自律神経 ☞ intrinsic ANS
心臓の外（中枢神経）由来の自律神経 ☞ extrinsic ANS
心タンポナーデ 151, 169
心房細動 ☞ AF
　──driver 74
　──基質 127
心房粗動 188
心房ペーシング 121
進出ブロック 88, 126
進入ブロック 88
深鎮静 164, 169

す

スチームポップ 151

睡眠時無呼吸症候群 ☞ SAS

せ
生活習慣病　22
潜在性再伝導 ☞ dormant conduction
前室間静脈 ☞ AIV
全身麻酔　165

そ
僧帽弁峡部アブレーション　78, 83
僧帽弁形成術　188
僧帽弁閉鎖不全症　188
僧帽弁輪周囲回旋型心房頻拍症　78

た
ダビガトラン　175, 176
多極カテーテル　102, 104
多極電極カテーテル　86

ち
チオペンタールナトリウム　167
中等度鎮静　164
長期持続性心房細動　69, 71, 73
直接経口抗凝固薬 ☞ DOAC
鎮静管理　165, 166
鎮静薬　167
鎮痛薬　170

つ
追加冷却　4

て
デクスメデトミジン塩酸塩　167, 170

低電位領域 ☞ LVZ
電位波高　68
電気的除細動　121
伝導遅延部位　79

と
ドラッギング　85
洞結節 ☞ SN
洞調律 ☞ SR
特異的中和薬　175

な
内因性自律神経叢 ☞ GP

に
ニコランジル　51
ニトプロ®　51
ニトロール®　51
ニトロプルシドナトリウム水和物　51

の
ノルアドレナリン　50
脳梗塞　152, 169
脳梗塞・一過性脳虚血発作 ☞ TIA

は
バックアップペーシング　55
バッハマン束　65, 84
バルーン抜去　49, 50
肺静脈 ☞ PV
肺静脈隔離術 ☞ PVI
肺静脈隔離の慢性期持続性　2
肺静脈狭窄　20, 154
肺静脈形態　23
肺静脈口径　34

肺静脈前庭部　154

ひ
非侵襲的陽圧換気療法 ☞ NPPV
非通常型心房粗動　188, 194
非肺静脈起源 ☞ non-PV foci
非弁膜症性心房細動　53
非発作性心房細動　73
　——アブレーション　67
　——治療標的　67
氷結 ☞ ice cap formation
頻脈性心房不整脈 ☞ AHRE

ふ
フェンタニル　170
プロトンポンプ阻害薬　39
プロポフォール　167, 170
復温期　11
復元周期 ☞ PPI
副交感神経ブロック　56
複合筋活動電位 ☞ CMAP
分岐 ☞ carina
分裂電位 ☞ CFAE

へ
ペースマップ　87, 137
ヘパリン　172
ペンタゾシン　170

ほ
ホッケースティック型　15
ホットバルーンアブレーション　142, 146, 150, 159
ホルター心電図 ☞ ECG
房室伝導　195
　——障害　65

発作性心房細動 ☞ PAF
　　——治療標的　67

み

ミダゾラム　167, 170
ミニマル焼灼法　70

む

無症候性胃蠕動低下　38
無症候性心房細動　183, 184, 186

や

薬剤抵抗性持続性心房細動　6

ゆ

優位周波数 ☞ DF
有症候性持続性心房細動　60
有症候薬剤抵抗性発作性心房細動
　　105, 106

ら

ラージチップアブレーション　142

り

リバーロキサバン　175, 177, 178
リングカテーテル　158
硫酸アトロピン　56

両方向性ブロック　88

れ

冷却　3, 30, 34, 37
冷凍バルーン　47
連続焼灼　85

わ

ワルファリン　172, 175, 176, 177,
　　178, 179

編者紹介

門田一繁 （かどた かずしげ）
倉敷中央病院 副院長／循環器内科 主任部長

[略　歴]
1983年3月　　京都大学医学部卒業
1983年4月　　京都大学医学部附属病院 内科研修医
1984年4月　　倉敷中央病院 内科研修医
1985年4月　　倉敷中央病院 循環器内科医員
1987年4月　　京都大学医学研究科博士課程入学
1991年3月　　京都大学医学研究科博士課程修了
1991年4月　　倉敷中央病院 循環器内科副医長
1994年4月　　倉敷中央病院 循環器内科医長
1999年4月　　倉敷中央病院 循環器内科部長
2008年4月より倉敷中央病院 循環器内科主任部長
2018年4月より倉敷中央病院 副院長

[所属学会]
日本心血管インターベンション治療学会理事，日本心臓病学会代議員，
日本冠疾患学会評議員，日本心不全学会代議員

田坂浩嗣 （たさか ひろし）
倉敷中央病院 循環器内科 部長

[略　歴]
2002年3月　　広島大学医学部卒業
2002年4月　　広島大学病院 内科ローテーション
2004年4月　　市立三次中央病院 循環器内科
2006年4月　　倉敷中央病院 循環器内科
2014年4～9月　Taipei Veterans General Hospital 留学
2018年4月　　倉敷中央病院 循環器内科部長

[所属学会]
日本循環器学会，日本心臓病学会，日本内科学会，日本不整脈心電学会，
日本心血管インターベンション治療学会

上級医の循環器治療手技
カテーテルアブレーション

定価(本体7,200円+税)

2019年8月23日　　第1版

編　者　門田一繁,田坂浩嗣
発行者　梅澤俊彦
発行所　日本医事新報社
　　　　〒101-8718 東京都千代田区神田駿河台2-9
　　　　電話　03-3292-1555(販売)・1557(編集)
　　　　www.jmedj.co.jp
　　　　振替口座　00100-3-25171
印　刷　株式会社加藤文明社

©門田一繁,田坂浩嗣　2019　Printed in Japan
ISBN978-4-7849-6270-9　C3047　¥7200E

・本書の複製権・翻訳権・上映権・譲渡権・公衆送信権(送信可能化権を含む)は(株)日本医事新報社が保有します。
・ JCOPY ＜(社)出版者著作権管理機構 委託出版物＞
本書の無断複写は著作権法上での例外を除き禁じられています。複写される場合は,そのつど事前に,(社)出版者著作権管理機構(電話 03-3513-6969, FAX 03-3513-6979, e-mail:info@jcopy.or.jp)の許諾を得てください。

電子版のご利用方法

巻末の袋とじに記載されたシリアルナンバーで，本書の電子版を利用することができます。

手順①：日本医事新報社Webサイトにて会員登録（無料）をお願い致します。
（既に会員登録をしている方は手順②へ）

> 日本医事新報社Webサイトの「Web医事新報かんたん登録ガイド」でより詳細な手順をご覧頂けます。
> www.jmedj.co.jp/files/news/20170221%20guide.
>
>

手順②：登録後「マイページ」に移動してください。
www.jmedj.co.jp/mypage/

「マイページ」

マイページ中段の「会員限定コンテンツ」より
電子版を利用したい書籍を選び，
右にある「SN登録・確認」ボタン（赤いボタン）をクリック

表示された「会員限定コンテンツ」欄の該当する書名の
右枠にシリアルナンバーを入力

下部の「確認画面へ」をクリック

「変更する」をクリック

会員登録（無料）の手順

1 日本医事新報社Webサイト（**www.jmedj.co.jp**）右上の「会員登録」をクリックしてください。

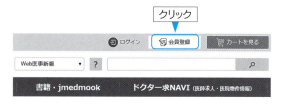

2 サイト利用規約をご確認の上（1）「同意する」にチェックを入れ，（2）「会員登録する」をクリックしてください。

3 （1）ご登録用のメールアドレスを入力し，（2）「送信」をクリックしてください。登録したメールアドレスに確認メールが届きます。

4 確認メールに示されたURL（Webサイトのアドレス）をクリックしてください。

5 会員本登録の画面が開きますので，新規の方は一番下の「会員登録」をクリックしてください。

6 会員情報入力の画面が開きますので，（1）必要事項を入力し（2）「（サイト利用規約に）同意する」にチェックを入れ，（3）「確認画面へ」をクリックしてください。

7 会員情報確認の画面で入力した情報に誤りがないかご確認の上，「登録する」をクリックしてください。